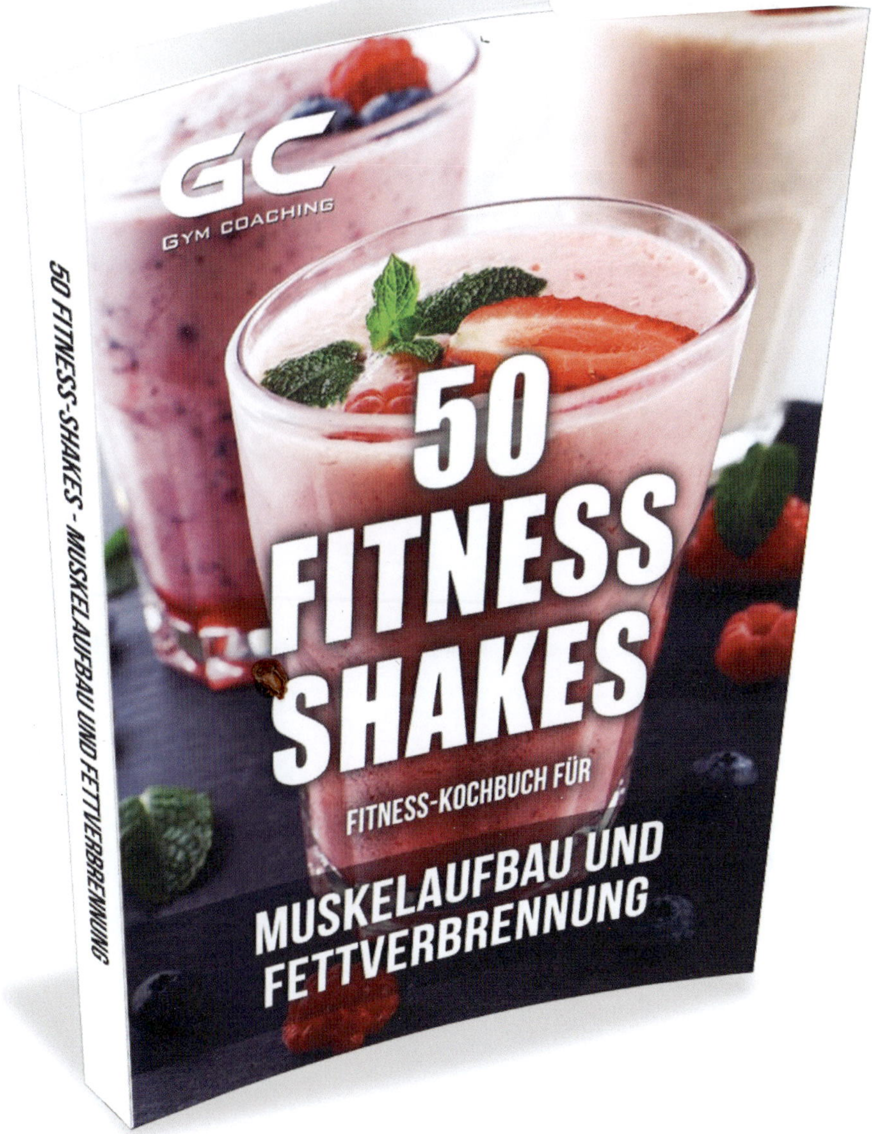
GC
GYM COACHING
50 FITNESS SHAKES
FITNESS-KOCHBUCH FÜR
MUSKELAUFBAU UND
FETTVERBRENNUNG
50 FITNESS-SHAKES - MUSKELAUFBAU UND FETTVERBRENNUNG

Vorwort

Wer Fitness, Bodybuilding oder Kraftsport betreibt,
der ist auf eine ausreichende und schnelle Versorgung der richtigen Nährstoffe angewiesen.

Deswegen eignen sich Fitness-Shakes perfekt als Ergänzung zur normalen Ernährung.

Schnell und einfach leckere Fitness-Shakes zubereiten!

Hier im Fitness-Kochbuch findet man 50 Rezepte
für Fitness-Shakes.

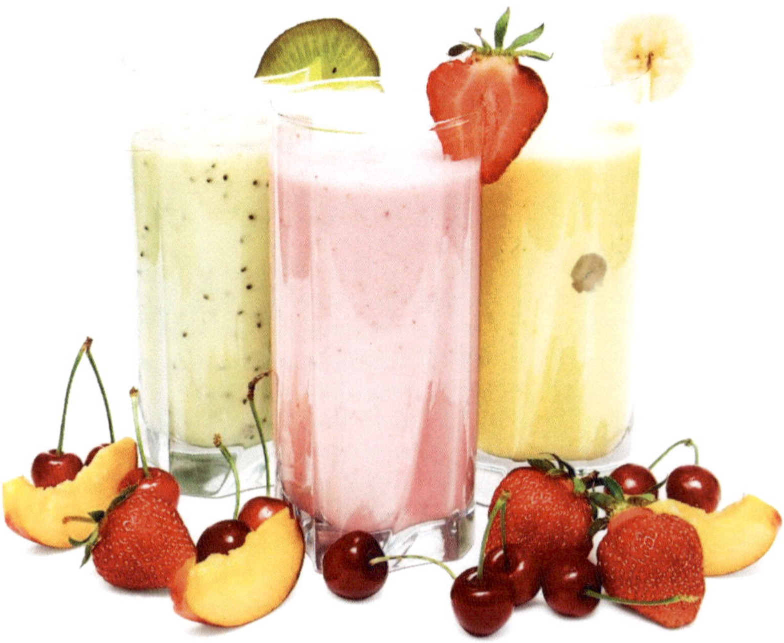

Aufbau des Buches

Das Buch gliedert sich zum einen in die „Eiweiß-Shakes“ und zum anderen in die „Smoothies“.

Des Weiteren sind noch allgemeine Informationen und Vorteile zu den Shakes und Smoothies beschrieben.

Zusätzlich findet man in den letzten Kapiteln noch eine Auflistung aller Vitamine und Informationen über ihre Wirkung und ihr Vorkommen sowie alles über Kalorien und die Anpassung dieser, um Fett zu verbrennen oder Muskeln aufzubauen.

Allgemeine Tipps zum Buch:

Falls einige Zutaten nicht bekannt sein sollten, einfach bei Amazon oder allgemein im Internet bzw. Google schauen.

Aus vielen Shakes lassen sich außerdem auch vegane Varianten herstellen, da man beispielsweise Milch oder Quark auch einfach durch eine vegane Milch oder einen veganen Joghurt ersetzen kann.

(Natürlich passen dann die Nährwert-Angaben nicht mehr und müssen mit den neuen Zutaten wieder errechnet werden.)

Inhaltsverzeichnis

1 Dreißig Muskelaufbau-Eiweiß-Shakes 6

1.1 Erdbeer-Smoothie-Eiweißshake 6
1.2 Zitronen-Quark-Shake 7
1.3 Bananen-Quark-Shake 8
1.4 Blaubeer-Grapefruit-Shake 9
1.5 Booster-Mango-Shake 10
1.6 Erdnuss-Schoko-Shake 11
1.7 Erdbeer- Banane-Shake 12
1.8 Waldbeeren-Eiweiß-Shake 13
1.9 Quinoa-Kokos-Shake 14
1.10 Schoko-Amaranth-Eiweiß-Shake 15
1.11 Walnuss-Banane-Hafer-Shake 16
1.12 Beeren-Quark-Hafer-Shake 17
1.13 Quark-Hüttenkäse-Shake 18
1.14 Banane-Zimt-Shake 19
1.15 Erdbeer-Amaranth-Shake 20
1.16 Mandel-Banane-Quark-Shake 21
1.17 Chiasamen-Haselnuss-Shake 22
1.18 Apfel-Mandel-Shake 23
1.19 Chisamen-Erdbeer-Shake 24
1.20 Erdbeer-Banane-Shake 25
1.21 Bananen-Orange-Shake 26
1.22 Kiwi-Bananen-Shake 27
1.23 Wassermelone-Eiweiß-Shake 28
1.24 Orange-Apfel-Shake 29
1.25 Heidelbeer-Eiweiß-Shake 30
1.26 Chiasamen-Banane-Eiweiß-Shake 31

1.27 Schoko-Kokos-Protein-Shake 32
1.28 Erdbeer-Quark-Shake 33
1.29 Birne-Eiweiß-Shake 34
1.30 Blaubeer-Grapefruit-Shake 35

2 Zwanzig Fitness-Vitamin-Smoothies 36

2.1 Brombeer-Soja-Smoothie 36
2.2 Soja-Kirsch-Smoothie 37
2.3 Wassermelone-Limette-Smoothie 38
2.4 Papaya-Brombeer-Smoothie 39
2.5 Weintrauben-Grapefruit-Smoothie 40
2.6 Birne-Mango-Smoothie 41
2.7 Banane-Kiwi-Smoothie 42
2.8 Himbeer-Apfel-Smoothie 43
2.9 Orange-Banane-Smoothie 44
2.10 Obst-Spinat-Smoothie mit Ingwer 45
2.11 Kohlrabi-Spinat-Smoothie 46
2.12 Kirsch-Limette-Smoothie 47
2.13 Ananas-Himbeer-Smoothie 48
2.14 Mango-Banane-Smoothie 49
2.15 Feige-Brokkoli-Smoothie 50
2.16 Kokos-Ananas-Smoothie 51
2.17 Birne-Mango-Smoothie 52
2.18 Banane-Kiwi-Smoothie 53
2.19 Dattel-Banane-Smoothie 54
2.20 Himbeer-Orangen-Smoothie 55

3 Vorteile von Fitness-Shakes und Smoothies 56

4 Überblick über alle Vitamine 58

5 Was genau sind Kalorien? 62

6 Wie berechnet man die Kalorien richtig? 66

1 Dreißig Muskelaufbau-Eiweiß-Shakes

1.1 Erdbeer-Smoothie-Eiweißshake

Zutaten für 1 Shake:

- 250g Erdbeeren (frisch oder gefroren)
- 250ml Soja-Milch
- 5 Eiswürfel
- 3 Orangen
- 250g Soja-Joghurt

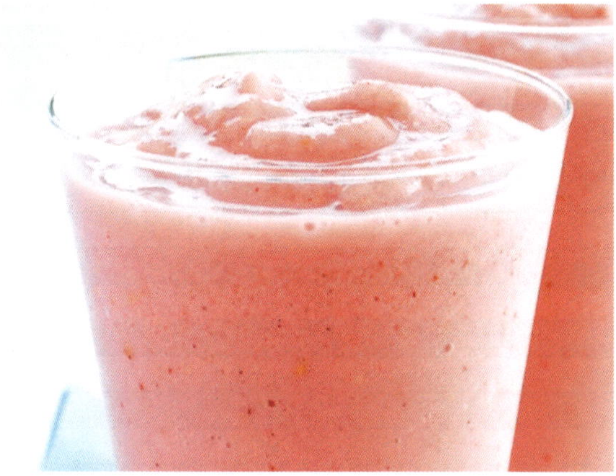

Zubereitung:

1. Zuerst die Erdbeeren, die Eiswürfel und die Milch in einem Mixer gut durchmixen.
2. Danach die Orangen halbieren, komplett auspressen und auch in den Mixer geben.
3. Als nächstes den Soja-Joghurt dazugeben und nochmal kurz durchmixen.
4. Danach servieren.

Nährwerte pro Shake:

Zeit	Kalorien	Kohlenhydrate	Proteine	Fette
3 Min	506 kcal	75 g	23 g	12 g

1.2 Zitronen-Quark-Shake

Zutaten für 1 Shake:

- 250g Magerquark
- 1 Zitrone
- 300ml Wasser
- 1 Esslöffel Stevia flüssig

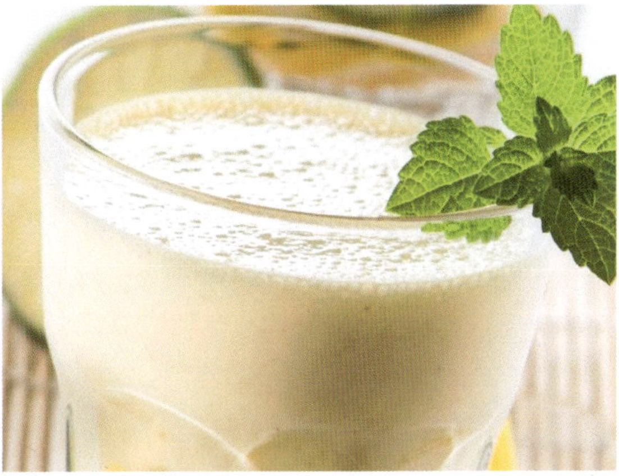

Zubereitung:

1. Zuerst den Magerquark in einen Mixer geben.
2. Dann die Zitrone halbieren, komplett auspressen und auch in den Mixer geben.
3. Danach das Wasser und Stevia hinzugeben und alles kurz durchmixen.
4. Danach servieren.

Nährwerte pro Shake:

Zeit	Kalorien	Kohlenhydrate	Proteine	Fette
3 Min	173 kcal	10 g	31 g	1 g

1.3 Bananen-Quark-Shake

Zutaten für 1 Shake:

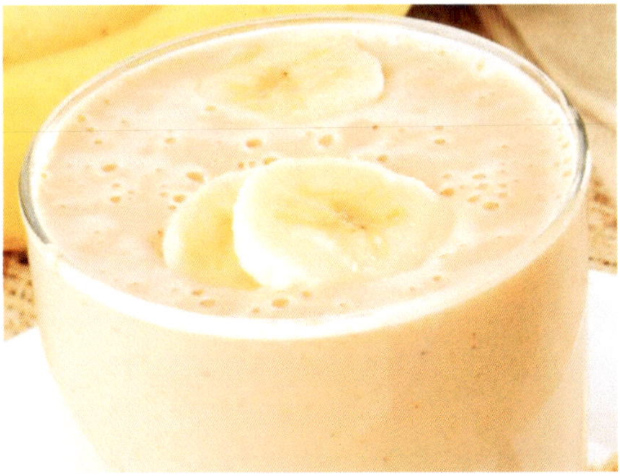

- 250g Magerquark
- 100ml Wasser
- 30g Instantflocken
- 30g Süßlupinenmehl
- 1 Esslöffel Ahornsirup
- 1 Banane

Zubereitung:

1. Die Banane kurz schälen, alle Zutaten in einen Mixer hineingeben und kurz durchmixen.
2. Danach servieren.

Nährwerte pro Shake:

Zeit	Kalorien	Kohlenhydrate	Proteine	Fette
3 Min	476 kcal	56 g	48 g	6 g

1.4 Blaubeer-Grapefruit-Shake

Zutaten für 1 Shake:

- 1 Grapefruit
- 80g Blaubeeren (gefroren oder frisch)
- 40g Süßlupinenmehl
- 1 Esslöffel Honig
- 250ml Wasser
- Kokosstreusel
- Zimt

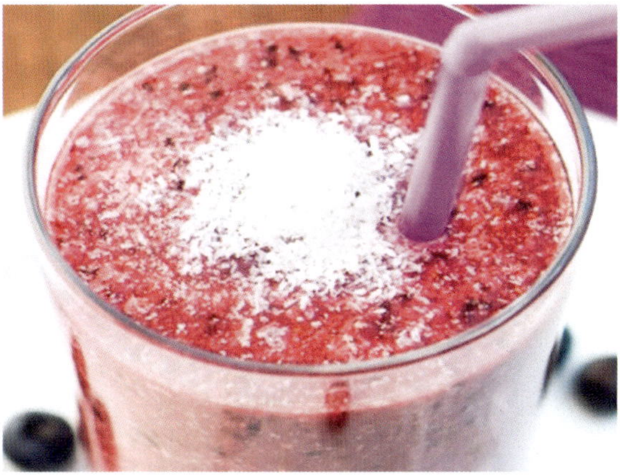

Zubereitung:

1. Zuerst die Grapefruit in zwei Hälften schneiden und dann die Hälften nochmals halbieren. Danach mit einem Messer das Frucht-Fleisch aus der Schale schneiden und in den Mixer hineingeben. (ggf. Kerne vorher entfernen)
2. Jetzt noch die Blaubeeren, das Süßlupinenmehl, den Honig und das Wasser dazugeben.
3. Danach für gut durchmixen und dann in ein Glas gießen.
4. Zum Schluss noch ein paar Kokosstreusel und Zimt darüber streuen.
5. Danach servieren.

Nährwerte pro Shake:

Zeit	Kalorien	Kohlenhydrate	Proteine	Fette
3 Min	368 kcal	49 g	20 g	12 g

1.5 Booster-Mango-Shake

Zutaten für 1 Shake:

- 1 Mango
- 1 Teelöffel Instant Kaffee
- 30g Süßlupinenmehl
- 1 Esslöffel Honig
- 100ml Wasser
- 100ml Soja-Milch
- Kokosstreusel
- Zimt

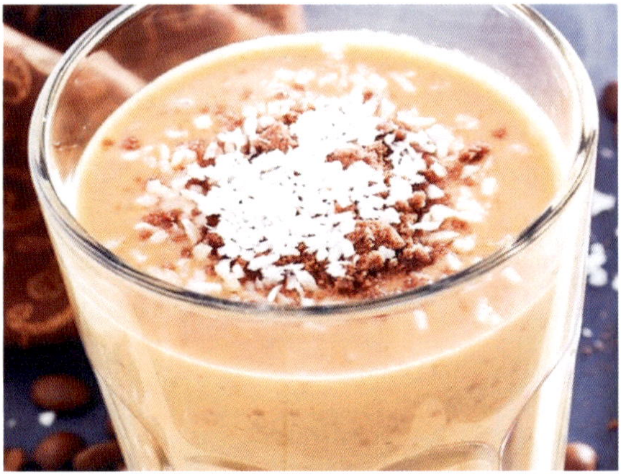

Zubereitung:

1. Die Mango zuerst aufschneiden, schälen und vom Kern befreien.
2. Dann das Mango-Fleisch und das Süßlupinenmehl in einen Mixer geben.
3. Jetzt noch das Instant-Kaffee-Pulver, die Soja-Milch und das Wasser hinzugeben und kurz durchmixen.
4. Zum Schluss in ein Glas gießen und noch etwas Zimt und Kokosstreusel darüber geben.
5. Danach servieren.

Nährwerte pro Shake:

Zeit	Kalorien	Kohlenhydrate	Proteine	Fette
3 Min	349 kcal	42 g	18 g	12 g

1.6 Erdnuss-Schoko-Shake

Zutaten für 1 Shake:

- 30g Süßlupinenmehl
- 1 Esslöffel Kakao
- 30g Erdnüsse
- 200ml Reismilch
- 200g Magerquark
- 1 Esslöffel Stevia flüssig

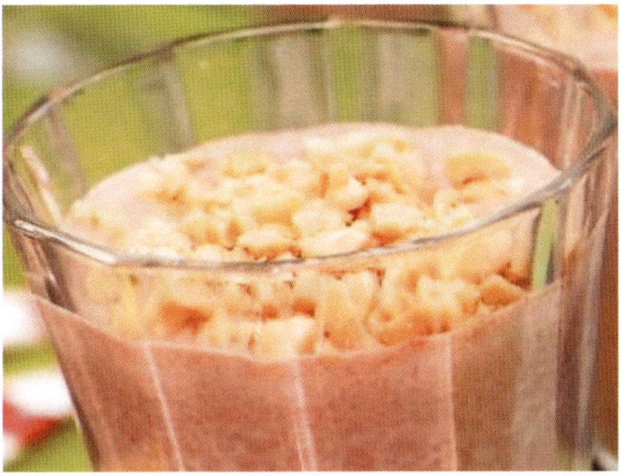

Zubereitung:

1. Alle Zutaten in den Mixer geben und gut durchmixen
2. Danach servieren.

Nährwerte pro Shake:

Zeit	Kalorien	Kohlenhydrate	Proteine	Fette
3 Min	501 kcal	37 g	44 g	21 g

1.7 Erdbeer- Banane-Shake

Zutaten für 1 Shake:

- 50ml Wasser
- 2 Esslöffel Chiasamen
- 2 Esslöffel Süßlupinenmehl
- 1 Banane
- 5 Erdbeeren (frisch oder gefroren)
- 250ml Sojamilch
- 1 Esslöffel Stevia (flüssig)
- 6 Eiswürfel

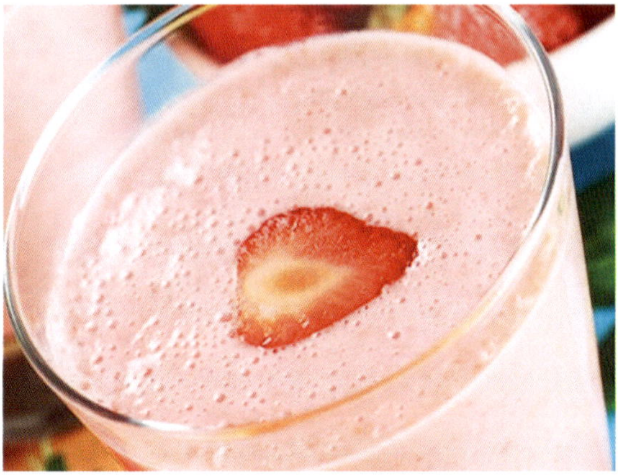

Zubereitung:

1. Als erstes alle Zutaten, außer die Eiswürfel, in einen Mixer geben und durchmixen.
2. Dann den Mixer öffnen und die Eiswürfel dazugeben und nochmal kurz durchmixen.
3. Danach servieren.

Nährwerte pro Shake:

Zeit	Kalorien	Kohlenhydrate	Proteine	Fette
3 Min	402 kcal	41 g	23 g	15 g

1.8 Waldbeeren-Eiweiß-Shake

Zutaten für 1 Shake:

- 2 Esslöffel Chiasamen
- 40ml Wasser
- 150g Waldbeeren (frisch oder gefroren)
- 30g Mandeln
- 1 Esslöffel Ahornsirup
- 250ml Sojamilch
- 6 Eiswürfel

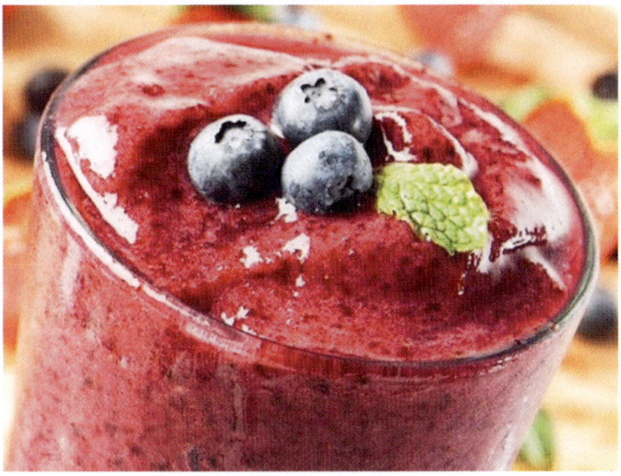

Zubereitung:

1. Zuerst alle Zutaten, außer die Eiswürfel, in einen Mixer geben und durchmixen.
2. Danach den Mixer öffnen und auch die Eiswürfel dazugeben und nochmal kurz durchmixen.
3. Danach servieren.

Nährwerte pro Shake:

Zeit	Kalorien	Kohlenhydrate	Proteine	Fette
3 Min	498 kcal	39 g	22 g	27 g

1.9 Quinoa-Kokos-Shake

Zutaten für 1 Shake:

- 2 Esslöffel Quinoa
- 80ml Wasser
- 1 Prise Salz
- 1 Esslöffel Kokosöl
- 1 halbe Banane
- 1 halber Apfel
- 1 Esslöffel Süßlupinenmehl
- 1 Esslöffel Kokosraspel
- 100g Soja-Joghurt
- 200ml Soja-Milch

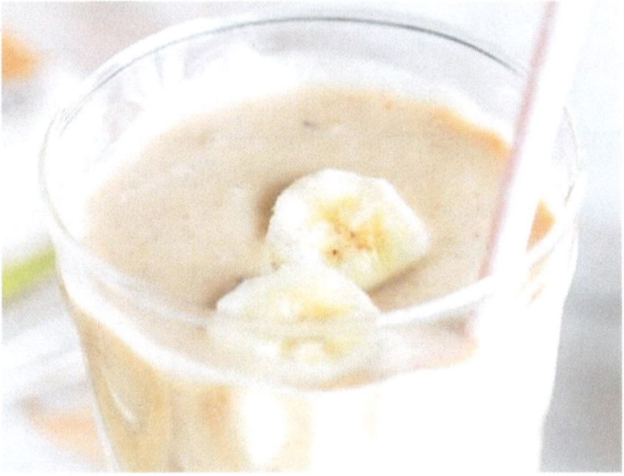

Zubereitung:

1. Zuerst den Quinoa mit dem Salz und dem Kokosöl ca. 10 Minuten aufkochen und dann wieder abkühlen lassen.
2. Dann alle Zutaten in einen Mixer geben und durchmixen.
3. Danach in einem Glas servieren.

Nährwerte pro Shake:

Zeit	Kalorien	Kohlenhydrate	Proteine	Fette
15 Min	499 kcal	46 g	20 g	26 g

1.10 Schoko-Amaranth-Eiweiß-Shake

Zutaten für 1 Shake:

- 2 Esslöffel Amaranth (geschrotet)
- 80ml Wasser
- 1 Esslöffel Kokosöl
- 1 Esslöffel Chiasamen
- 30g Haselnüsse
- 2 Datteln
- 1 Esslöffel Kakao
- 30g Süßlupinenmehl
- 100g Soja-Joghurt
- 300ml Reismilch
- Zimt

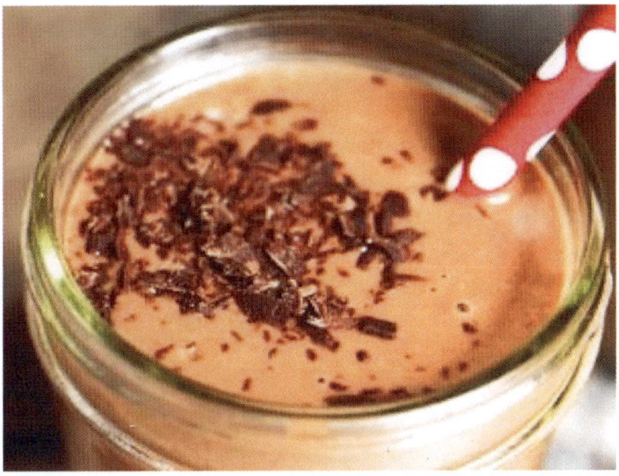

Zubereitung:

1. Zuerst den Amaranth mit dem Wasser und dem Kokosöl für ca. 5 Minuten aufkochen und dann erstmal abkühlen lassen.
2. Dann alle Zutaten in einen Mixer geben, durchmixen, in en Glas Kippen und noch etwas Zimt darüber streuen.
3. Dann kann serviert werden.

Nährwerte pro Shake:

Zeit	Kalorien	Kohlenhydrate	Proteine	Fette
10 Min	847 kcal	81 g	28 g	44 g

1.11 Walnuss-Banane-Hafer-Shake

Zutaten für 1 Shake:

- 1 Banane
- 25g Walnüsse
- 50g Haferflocken
- 1 Teelöffel Honig
- 250g Magerquark
- 150ml Wasser

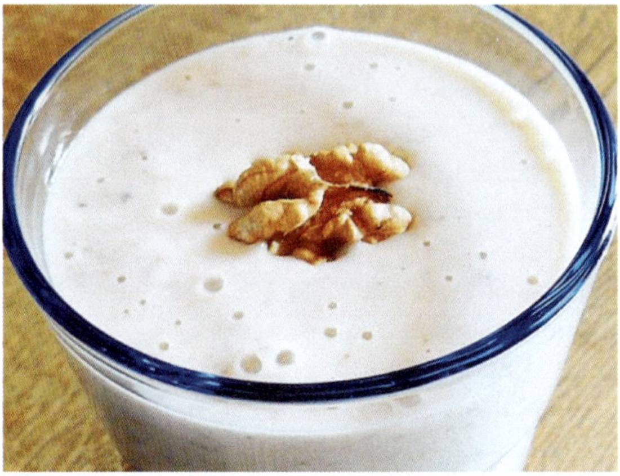

Zubereitung:

1. Die Banane von der Schale befreien, diese dann etwas kleinreisen und in einen Mixer geben.
2. Danach den Magerquark, die Walnüsse, die Haferflocken, das Wasser und den Honig dazugeben.
3. Jetzt kurz durchmixen.
4. Danach in einem Glas servieren.

Nährwerte pro Shake:

Zeit	Kalorien	Kohlenhydrate	Proteine	Fette
3 Min	624 kcal	67 g	41 g	20 g

1.12 Beeren-Quark-Hafer-Shake

Zutaten für 1 Shake:

- 1 Banane
- 100g Waldbeeren (frisch oder gefroren)
- 250g Magerquark
- 50g Haferflocken
- 1 Esslöffel Agavendicksaft
- 200ml Wasser

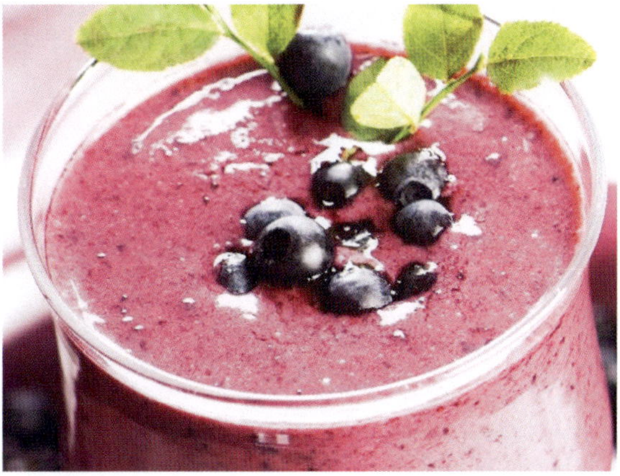

Zubereitung:

1. Die Banane schälen und dann alle Zutaten zusammen in einem Mixer durchmixen.
2. Danach in einem Glas servieren.

Nährwerte pro Shake:

Zeit	Kalorien	Kohlenhydrate	Proteine	Fette
3 Min	524 kcal	75 g	39 g	5 g

1.13 Quark-Hüttenkäse-Shake

Zutaten für 1 Shake:

- 125g Magerquark
- 125g Hüttenkäse
- 250ml reine Buttermilch
- 1 rote Paprika
- 10 grüne Oliven
- 1 Handvoll getrocknete Tomaten
- 2 Esslöffel Olivenöl
- 1 Knoblauchzehe
- 20g Schnittlauch
- 20g Petersilie
- Pfeffer und Salz

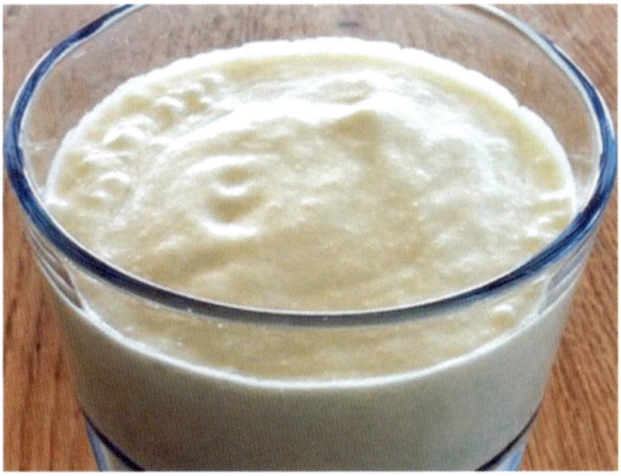

Zubereitung:

1. Als erstes die Paprika und die Oliven waschen.
2. Dann aus der Paprika die Kerne entfernen und die Paprika in Stücke schneiden.
3. Als nächstes den Knoblauch von der Schale befreien.
4. Dann alle Zutaten in einen Mixer geben und durchmixen.
5. Danach in einem Glas servieren.

Nährwerte pro Shake:

Zeit	Kalorien	Kohlenhydrate	Proteine	Fette
3 Min	692 kcal	33 g	43 g	41 g

1.14 Banane-Zimt-Shake

Zutaten für 1 Shake:

- 200g Magerquark
- 1 Banane
- 400ml Milch
- 1 Esslöffel Honig
- 3 Esslöffel geraspelte Mandeln
- 1 Teelöffel Zimt

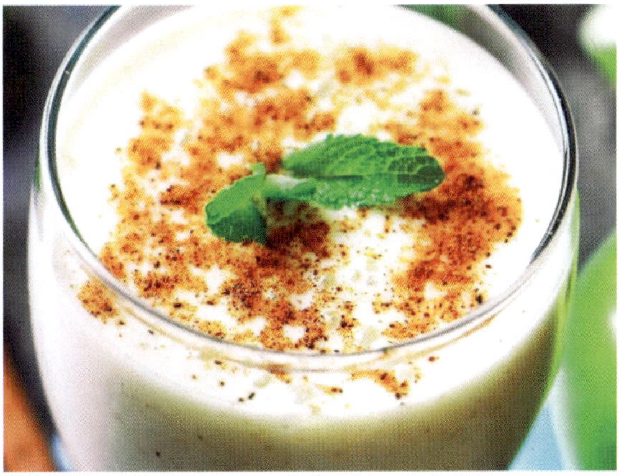

Zubereitung:

1. Alle Zutaten in einen Mixer geben und alles durchmixen.
2. Danach in einem Glas servieren.

Nährwerte pro Shake:

Zeit	Kalorien	Kohlenhydrate	Proteine	Fette
3 Min	632 kcal	64 g	45 g	22 g

1.15 Erdbeer-Amaranth-Shake

Zutaten für 1 Shake:

- 1 Esslöffel Amaranth (geschrotet)
- 50ml Wasser
- 1 Esslöffel Chiasamen
- 1 Esslöffel Süßlupinenmehl
- 1 Banane
- 5 Erdbeeren (frisch oder gefroren)
- 200ml Sojamilch
- 6 Eiswürfel

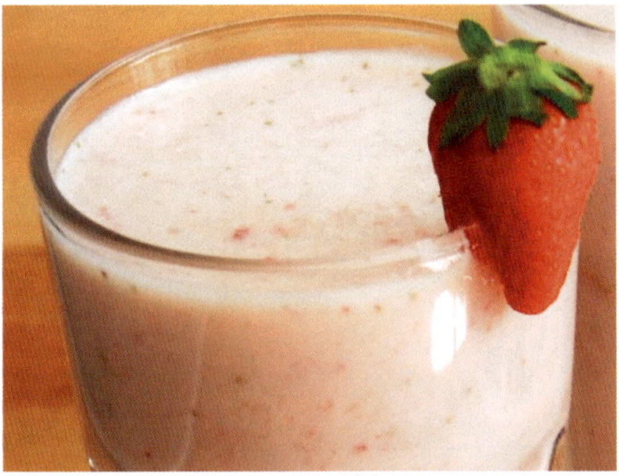

Zubereitung:

1. Zuerst den Amaranth mit dem Wasser ca. 5 Minuten aufkochen und dann erst abkühlen lassen.
2. Danach die restlichen Zutaten und den Amaranth, außer die Eiswürfel, in einen Mixer geben und durchmixen.
3. Dann den Mixer öffnen, die Eiswürfel dazugeben und nochmal kurz durchmixen.
4. Danach in einem Glas servieren.

Nährwerte pro Shake:

Zeit	Kalorien	Kohlenhydrate	Proteine	Fette
10 Min	619 kcal	66 g	42 g	21 g

1.16 Mandel-Banane-Quark-Shake

Zutaten für 1 Shake:

- 250g Magerquark
- 250ml Milch
- 20g Instant-Haferflocken
- 1 Banane
- 20g Mandeln

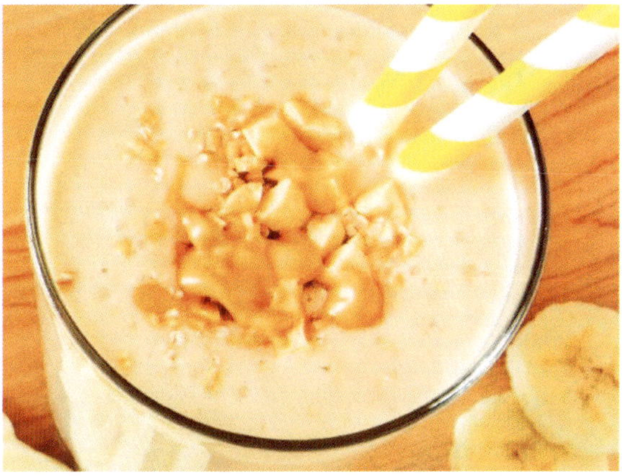

Zubereitung:

1. Die Banane kurz schälen und dann alle Zutaten in einen Mixer geben und kurz durchmixen.
2. Danach in einem Glas servieren.

Nährwerte pro Shake:

Zeit	Kalorien	Kohlenhydrate	Proteine	Fette
3 Min	516 kcal	59 g	47 g	16 g

1.17 Chiasamen-Haselnuss-Shake

Zutaten für 1 Shake:

- 1 Esslöffel Amaranth (geschrotet)
- 50ml Wasser
- 1 Esslöffel Kokosöl
- 1 Esslöffel Chiasamen
- 10 Haselnüsse
- 1 Esslöffel Süßlupinenmehl
- 125g Soja-Joghurt
- 200ml Reismilch
- 1 Teelöffel Kakao

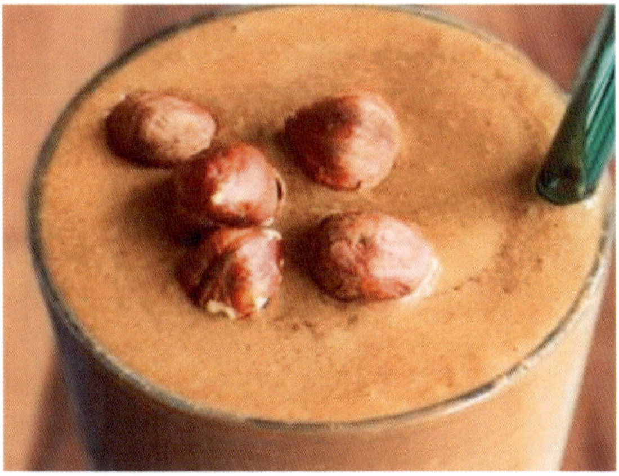

Zubereitung:

1. Zuerst den Amaranth mit dem Wasser und dem Kokosöl ca. 5 Minuten aufkochen und dann erst abkühlen lassen.
2. Dann alle Zutaten in einen Mixer geben und durchmixen.
3. Danach in einem Glas servieren.

Nährwerte pro Shake:

Zeit	Kalorien	Kohlenhydrate	Proteine	Fette
10 Min	658 kcal	61 g	36 g	83 g

1.18 Apfel-Mandel-Shake

Zutaten für 1 Shake:

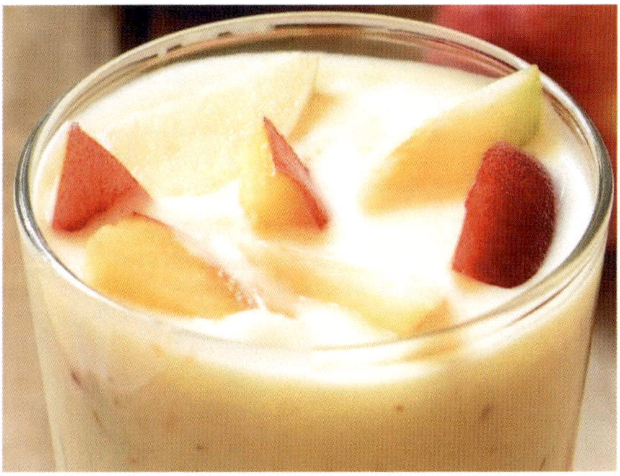

- 1 Esslöffel Amaranth (geschrotet)
- 40ml Wasser
- 10 Mandeln
- 1 halbe Zitrone
- 1 Esslöffel Kokosöl
- 1 Teelöffel Stevia-Pulver
- 1 Apfel
- 40ml Wasser
- 125g Soja-Joghurt
- 125ml Soja-Reis-Milch
- 4 Eiswürfel

Zubereitung:

1. Zuerst den Amaranth mit dem Wasser und dem Kokosöl ca. 5 Minuten aufkochen und dann erst abkühlen lassen.
2. Dann alle Zutaten, außer die Eiswürfel, in einen Mixer geben und durchmixen.
3. Danach den Mixer öffnen, die Eiswürfel hinzugeben und nochmal alles kurz durchmixen.
4. Danach in einem Glas servieren.

Nährwerte pro Shake:

Zeit	Kalorien	Kohlenhydrate	Proteine	Fette
10 Min	546 kcal	57 g	36 g	73 g

1.19 Chisamen-Erdbeer-Shake

Zutaten für 1 Shake:

- 2 Esslöffel Chiasamen
- 1 Esslöffel Haferflocken
- 60ml Wasser
- 1 Prise Salz
- 1 Esslöffel Kokosöl
- 1 halbe Banane
- 7 Erdbeeren (gefroren)
- 10 Cashewkerne
- 150ml Milch

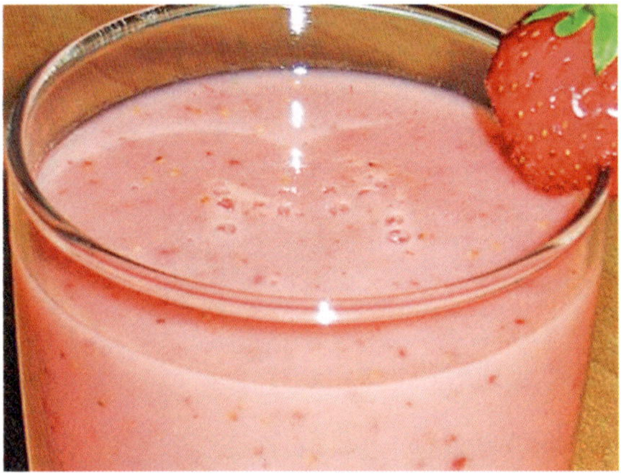

Zubereitung:

1. Die Zutaten in einen Mixer geben und durchmixen.
2. Danach in einem Glas servieren.

Nährwerte pro Shake:

Zeit	Kalorien	Kohlenhydrate	Proteine	Fette
3 Min	548 kcal	41 g	19 g	33 g

1.20 Erdbeer-Banane-Shake

Zutaten für 1 Shake:

- 2 Esslöffel Süßlupinenmehl
- 1 Banane
- 8 Erdbeeren (gefroren)
- 250ml Soja-Reis-Milch
- 7 Eiswürfel

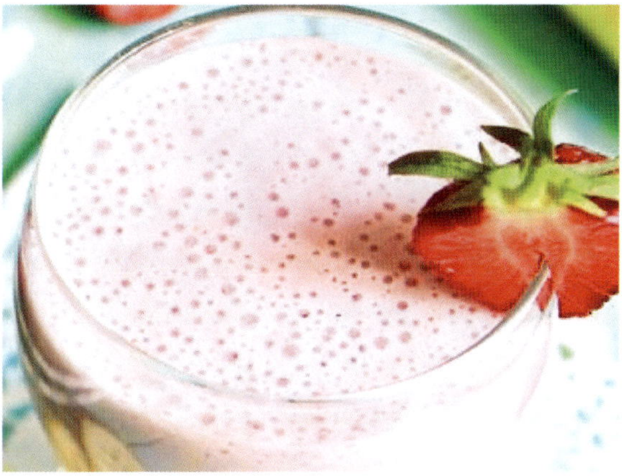

Zubereitung:

1. Alle Zutaten, außer die Eiswürfel, in einen Mixer geben und einmal durchmixen.
2. Dann den Mixer öffnen, die Eiswürfel hinzugeben und nochmal alles kurz durchmixen.
3. Danach in einem Glas servieren.

Nährwerte pro Shake:

Zeit	Kalorien	Kohlenhydrate	Proteine	Fette
3 Min	308 kcal	45 g	19 g	6 g

1.21 Bananen-Orange-Shake

Zutaten für 1 Shake:

- 1 Banane
- 100ml Natur-Joghurt
- 50ml Orangensaft (frisch gepresst)
- 100ml Milch
- 2 Esslöffel Süßlupinenmehl
- 7 Eiswürfel

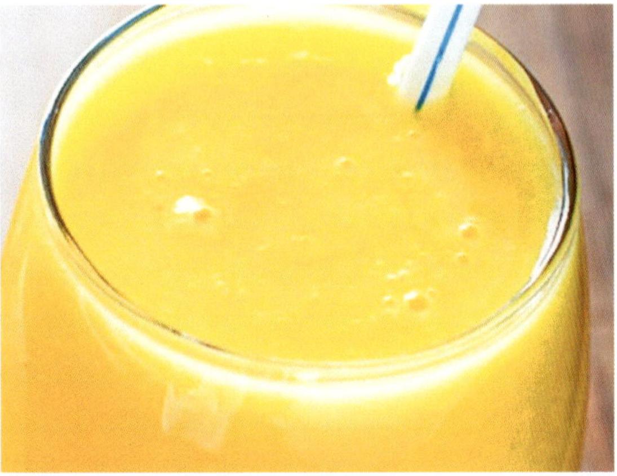

Zubereitung:

1. Alle Zutaten, außer die Eiswürfel, in einen Mixer geben und einmal durchmixen.
2. Dann den Mixer öffnen, die Eiswürfel hinzugeben und nochmal alles kurz durchmixen.
3. Danach in einem Glas servieren.

Nährwerte pro Shake:

Zeit	Kalorien	Kohlenhydrate	Proteine	Fette
3 Min	283 kcal	39 g	18 g	8 g

1.22 Kiwi-Bananen-Shake

Zutaten für 1 Shake:

- 2 Kiwi
- 1 Banane
- 2 Esslöffel Süßlupinenmehl
- 100ml Wasser
- 250ml Milch
- 4 Eiswürfel

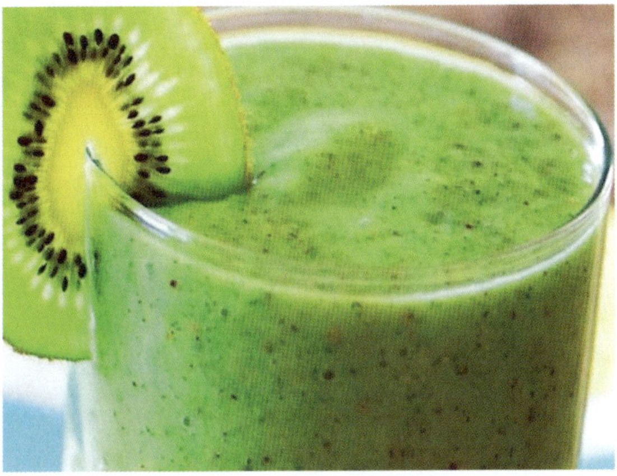

Zubereitung:

1. Die Zutaten, außer die Eiswürfel, in einen Mixer geben und durchmixen.
2. Danach den Mixer öffnen, die Eiswürfel auch dazutun und nochmal kurz durchmixen.
3. Danach in einem Glas servieren.

Nährwerte pro Shake:

Zeit	Kalorien	Kohlenhydrate	Proteine	Fette
3 Min	315 kcal	49 g	19 g	7 g

1.23 Wassermelone-Eiweiß-Shake

Zutaten für 1 Shake:

- 400g Wassermelone
- 200g Magerquark
- 2 Minze-Blätter
- 8 Eiswürfel

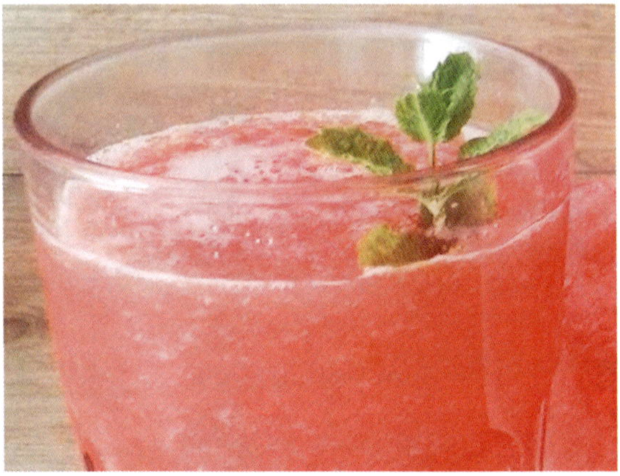

Zubereitung:

1. Zuerst das Wassermelonen-Fleisch rausschneiden und dann in grobe Stücke schneiden. Dann alle Zutaten in einen Mixer geben und durchmixen.
2. Danach in einem Glas servieren.

Nährwerte pro Shake:

Zeit	Kalorien	Kohlenhydrate	Proteine	Fette
3 Min	212 kcal	25 g	25 g	1 g

1.24 Orange-Apfel-Shake

Zutaten für 1 Shake:

- 1 Apfel
- 1 Orange
- 1 Esslöffel Chiasamen
- 250ml Reismilch
- 250ml Wasser
- 2 Esslöffel Süßlupinenmehl

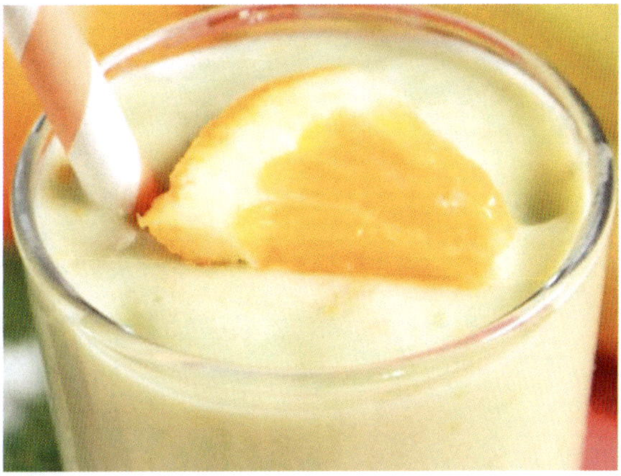

Zubereitung:

1. Zuerst den Apfel vom Kerngehäuse befreien und dann in Würfel-Stücke schneiden.
2. Dann die Orange schälen und auch in kleine Stücke schneiden.
3. Als nächstes alle Zutaten in den Mixer geben und einmal durchmixen.
4. Danach in einem Glas servieren.

Nährwerte pro Shake:

Zeit	Kalorien	Kohlenhydrate	Proteine	Fette
3 Min	354 kcal	50 g	16 g	10 g

1.25 Heidelbeer-Eiweiß-Shake

Zutaten für 1 Shake:

- 100ml Milch
- 100g Naturjoghurt
- 100g Heidelbeeren (gefroren oder frisch)
- 2 Esslöffel Süßlupinenmehl
- 2 Teelöffel Kakao-Pulver
- 2 Teelöffel Leinsamen (geschrotet)

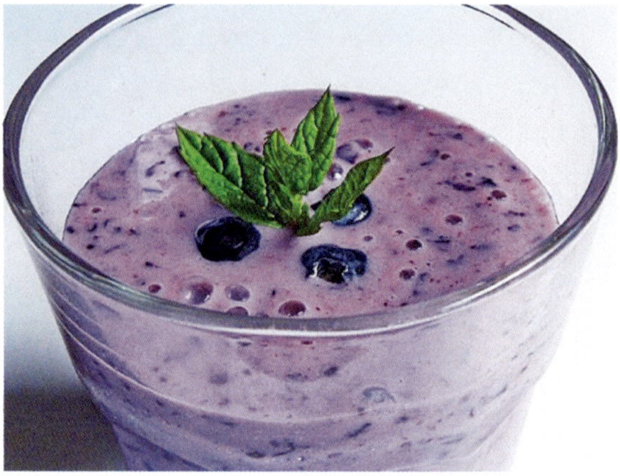

Zubereitung:

1. Alle Zutaten in einen Mixer geben und durchmixen.
2. Danach in einem Glas servieren.

Nährwerte pro Shake:

Zeit	Kalorien	Kohlenhydrate	Proteine	Fette
3 Min	295 kcal	20 g	21 g	13 g

1.26 Chiasamen-Banane-Eiweiß-Shake

Zutaten für 1 Shake:

- 1 Banane
- 1 Esslöffel Chiasamen
- 250ml Sojamilch
- 2 Esslöffel Süßlupinenmehl
- 5 Eiswürfel
- 1 Esslöffel Stevia flüssig

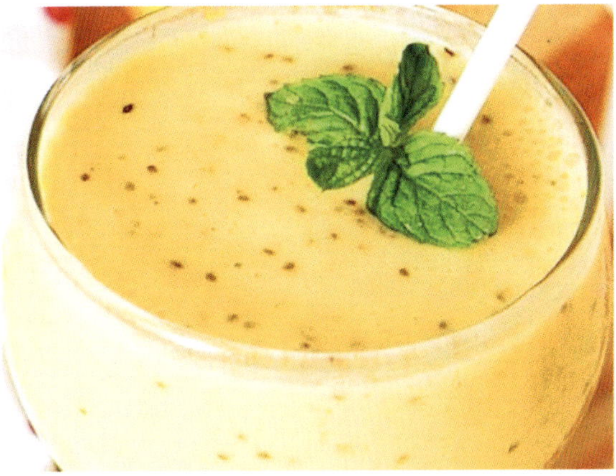

Zubereitung:

1. Die Zutaten, außer die Eiswürfel, in einen Mixer geben und durchmixen.
2. Danach den Mixer öffnen, die Eiswürfel auch dazugeben und nochmal kurz durchmixen.
3. Danach in einem Glas servieren.

Nährwerte pro Shake:

Zeit	Kalorien	Kohlenhydrate	Proteine	Fette
3 Min	335 kcal	39 g	20 g	11 g

1.27 Schoko-Kokos-Protein-Shake

Zutaten für 1 Shake:

- 100g Quark
- 300ml Milch
- 20g Eiweißpulver (Schoko)
- 1 Banane
- 4g Kakaopulver
- 3 Esslöffel Kokosraspeln

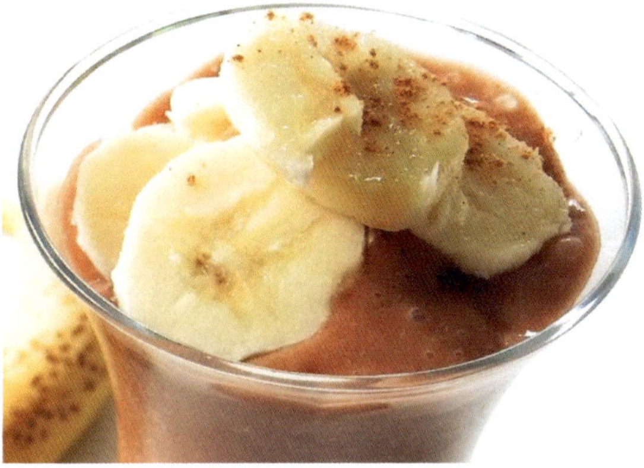

Zubereitung:

1. Alle Zutaten in einen Mixer geben und dann einmal durchmixen.
2. Danach in einem Glas servieren.

Nährwerte pro Shake:

Zeit	Kalorien	Kohlenhydrate	Proteine	Fette
3 Min	416 kcal	28 g	31 g	19 g

1.28 Erdbeer-Quark-Shake

Zutaten für 1 Shake:

- 250g Magerquark
- 250g Erdbeeren
- 100ml Sojamilch
- 1 Teelöffel Stevia flüssig

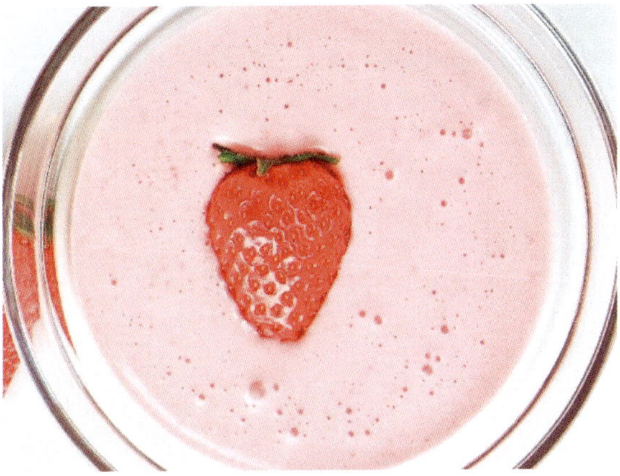

Zubereitung:

1. Alle Zutaten in den Mixer geben und dann einmal durchmixen.
2. Danach in einem Glas servieren.

Nährwerte pro Shake:

Zeit	Kalorien	Kohlenhydrate	Proteine	Fette
3 Min	309 kcal	30 g	36 g	4 g

1.29 Birne-Eiweiß-Shake

Zutaten für 1 Shake:

- 250g Sojajoghurt
- 250ml Reismilch
- 50g Haferflocken
- 1 Birne
- 4g Kakaopulver
- 1 Teelöffel Stevia (flüssig)

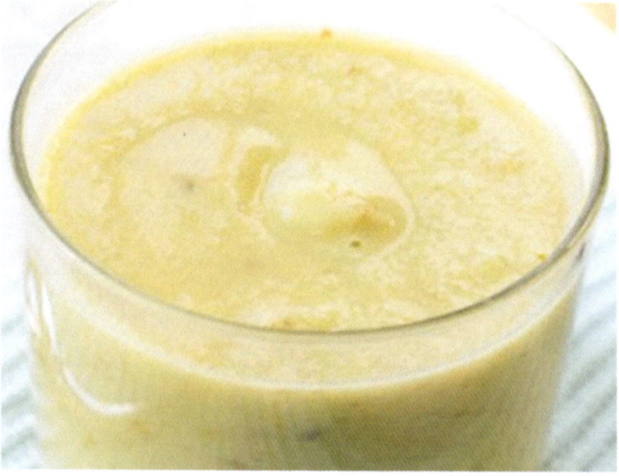

Zubereitung:

1. Als erstes die Milch zusammen mit den Haferflocken in einen Mixer geben und alles einmal durchmixen.
2. Danach die Birne waschen und entkernen, in kleine Stücke schneiden und auch in den Mixer geben.
3. Jetzt noch den Sojajoghurt, etwas Stevia und das Kakaopulver dazugeben und alles nochmal durchmixen.
4. Danach in einem Glas servieren.

Nährwerte pro Shake:

Zeit	Kalorien	Kohlenhydrate	Proteine	Fette
3 Min	514 kcal	78 g	19 g	13 g

1.30 Blaubeer-Grapefruit-Shake

Zutaten für 1 Shake:

- 1 Grapefruit
- 80 Blaubeeren (gefroren oder frisch)
- 30g Eiweißpulver (Vanille)
- Kokosstreusel
- 50ml Wasser

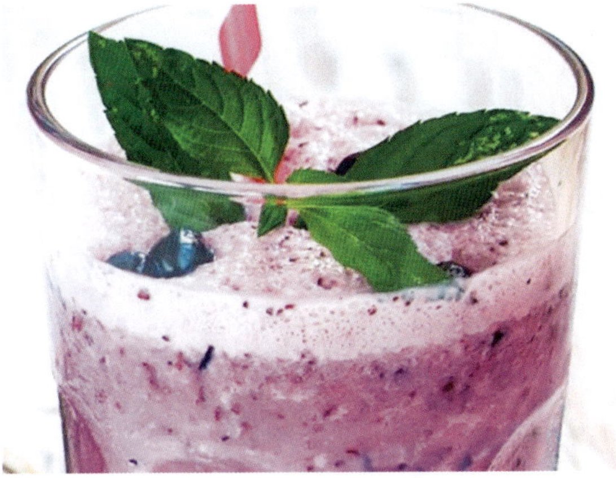

Zubereitung:

1. Zuerst die Grapefruit in zwei Hälften schneiden und dann die Hälften nochmal halbieren.
2. Dann mit einem Messer das Frucht-Fleisch aus der Schale schneiden und in einen Mixer hineingeben. (ggf. Kerne vorher entfernen)
3. Jetzt die Blaubeeren, das Proteinpulver und das Wasser dazugeben und für 1 Minute gut durchmixen.
4. Dann in ein Glas gießen.
5. Zum Schluss noch ein paar Kokosstreusel darüberstreuen und danach servieren.

Nährwerte pro Shake:

Zeit	Kalorien	Kohlenhydrate	Proteine	Fette
3 Min	247 kcal	27 g	26 g	3 g

2 Zwanzig Fitness-Vitamin-Smoothies

2.1 Brombeer-Soja-Smoothie

Zutaten für 1 Smoothie:

- 100g Brombeeren (gefroren oder frisch)
- 100g Blaubeeren (gefroren oder frisch)
- 200g Soja-Joghurt
- 100ml Ananassaft

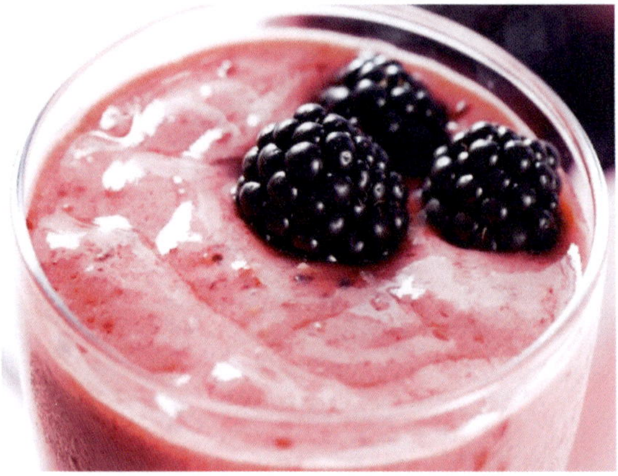

Zubereitung:

1. Alle Zutaten in den Mixer geben und dann kurz durchmixen.
2. Nun kann serviert werden. (Zur Deko können noch obendrüber 3 Brombeeren gelegt werden.)

Nährwerte pro Smoothie:

Zeit	Kalorien	Kohlenhydrate	Proteine	Fette
3 Min	250 kcal	39 g	10 g	5 g

2.2 Soja-Kirsch-Smoothie

Zutaten für 1 Smoothie:

- 200g Kirschen (entsteint)
- 200g Soja-Joghurt
- 1 Esslöffel Honig
- 100ml Soja-Milch

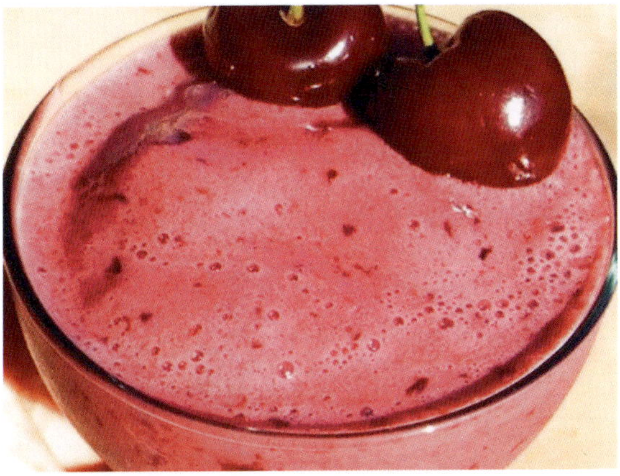

Zubereitung:

1. Alle Zutaten in den Mixer geben und dann kurz durchmixen.
2. Danach kann serviert werden.

Nährwerte pro Smoothie:

Zeit	Kalorien	Kohlenhydrate	Proteine	Fette
3 Min	338 kcal	51 g	14 g	8 g

2.3 Wassermelone-Limette-Smoothie

Zutaten für 1 Smoothie:

- 500g Wassermelone
- 100g Gurke
- 7 Blätter-Minze
- 2 Limetten
- 1 Esslöffel Stevia flüssig

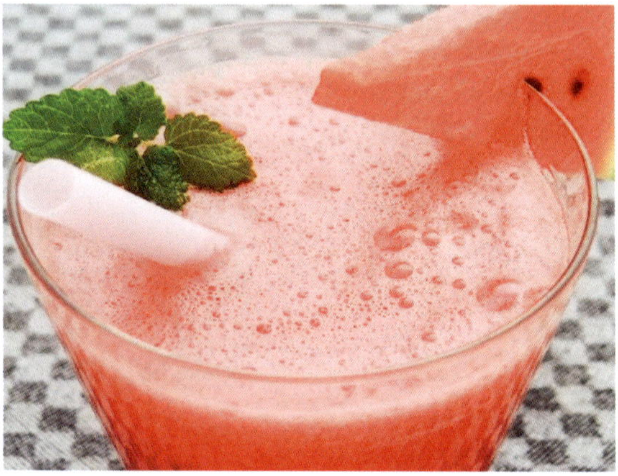

Zubereitung:

1. Zuerst die Wassermelone in kleinere Stücke schneiden und dann in den Mixer geben.
2. Danach die Gurke waschen, kleinschneiden und auch in den Mixer hineingeben.
3. Als nächstes noch die Minze-Blätter und ein Esslöffel Stevia hinzugeben.
4. Jetzt noch die Limetten auspressen und alles einmal durchmixen.
5. Nun kann serviert werden.

Nährwerte pro Smoothie:

Zeit	Kalorien	Kohlenhydrate	Proteine	Fette
3 Min	174 kcal	41 g	1 g	0 g

2.4 Papaya-Brombeer-Smoothie

Zutaten für 1 Smoothie:

- 1 Apfel
- 200g Brombeeren (frisch oder gefroren)
- 70ml Apfelsaft
- 1 Papaya
- 1 Esslöffel Ahornsirup

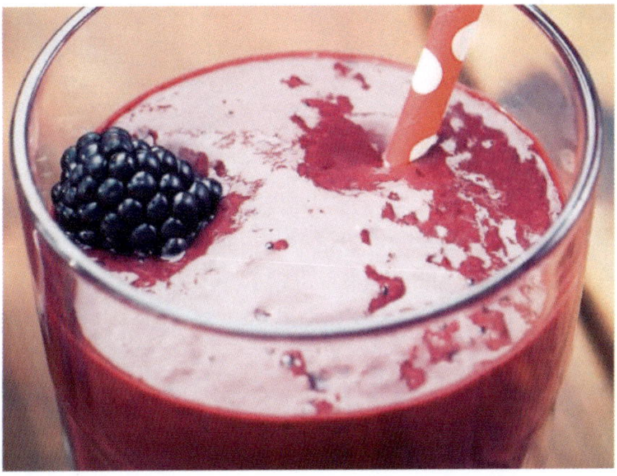

Zubereitung:

1. Zuerst den Apfel waschen, kleinschneiden und in den Mixer geben.
2. Danach die Papaya schälen, vom Inneren befreien, kleinschneiden und auch in den Mixer geben.
3. Dann den Ahornsirup, die Brombeeren und den Apfelsaft hinzugeben und alles durchmixen.
4. Nun kann serviert werden.

Nährwerte pro Smoothie:

Zeit	Kalorien	Kohlenhydrate	Proteine	Fette
3 Min	305 kcal	67 g	4 g	2 g

2.5 Weintrauben-Grapefruit-Smoothie

Zutaten für 1 Smoothie:

- 1 Grapefruit
- 50g grüne Weintrauben
- 100g Feldsalat
- 1 Stück Ingwer (1 cm)
- 50ml Wasser

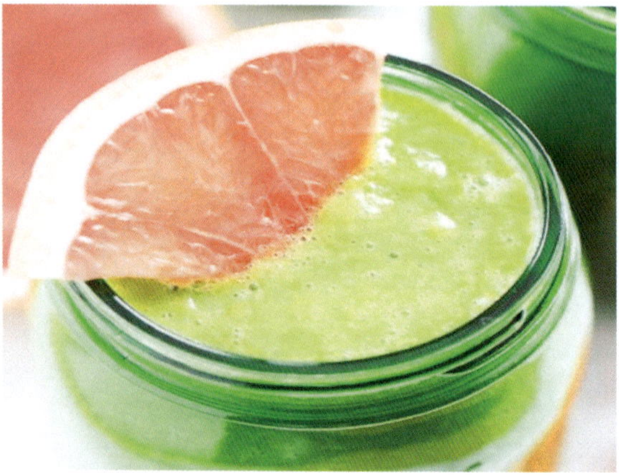

Zubereitung:

1. Zuerst die Grapefruit schälen, etwas kleiner schneiden und dann in den Mixer geben.
2. Dann die Weintrauben waschen und auch in den Mixer hinzugeben.
3. Jetzt den Feldsalat waschen und auch in den Mixer geben.
4. Danach das Wasser dazu gießen, das Stück Ingwer hinzugeben und alles gut durchmixen.
5. Nun kann serviert werden.

Nährwerte pro Smoothie:

Zeit	Kalorien	Kohlenhydrate	Proteine	Fette
3 Min	93 kcal	20 g	3 g	1 g

2.6 Birne-Mango-Smoothie

Zutaten für 1 Smoothie:

- 150g frischer Spinat
- 1 Birne
- 1 Banane
- 1 Mango
- 50ml Wasser

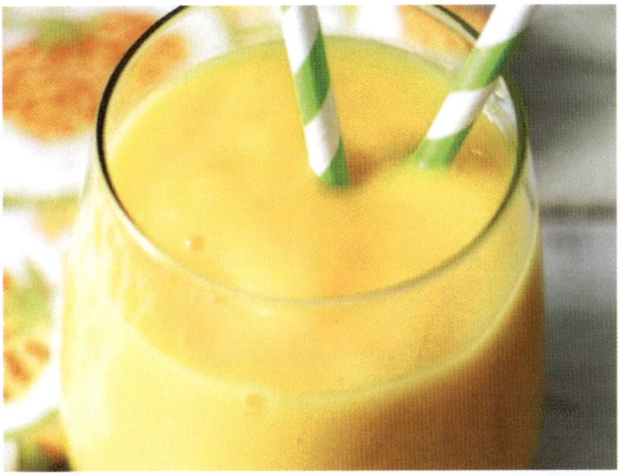

Zubereitung:

1. Zuerst die Banane und die Mango schälen (Mango vom Kern befreien), dann in Stücke schneiden und beides in den Mixer geben.
2. Als nächstes die Birne waschen, in Stücke schneiden und auch in den Mixer hinzugeben.
3. Jetzt noch den Spinat und das Wasser hinzugeben und alles zusammen durchmixen.
4. Nun kann serviert werden.

Nährwerte pro Smoothie:

Zeit	Kalorien	Kohlenhydrate	Proteine	Fette
3 Min	211 kcal	37 g	5 g	1 g

2.7 Banane-Kiwi-Smoothie

Zutaten für 1 Smoothie:

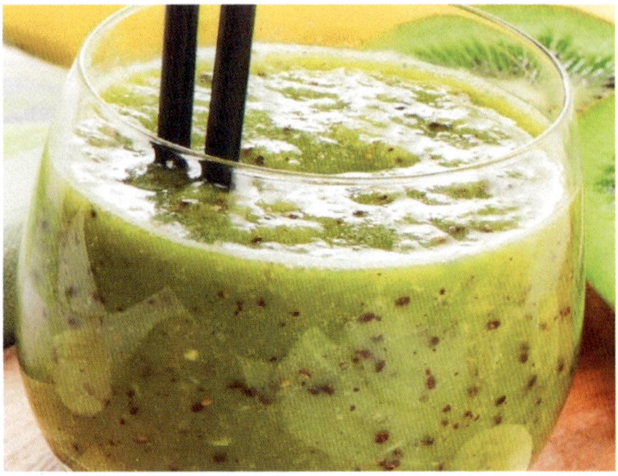

- 1 Banane
- 1 Kiwi
- 2 Handvoll Spinat
- 2 Esslöffel Soja-Joghurt
- 1 Teelöffel Mandelmus
- 1 Teelöffel Chia-Samen
- 50ml Wasser

Zubereitung:

1. Zuerst die Banane und die Kiwi schälen, etwas kleiner schneiden und in einen Mixer geben.
2. Danach den Spinat, den Soja-Joghurt, das Mandelmus, die Chia-Samen und das Wasser hinzugeben.
3. Jetzt alles zusammen durchmixen und dann servieren.

Nährwerte pro Smoothie:

Zeit	Kalorien	Kohlenhydrate	Proteine	Fette
3 Min	195 kcal	31 g	6 g	6 g

2.8 Himbeer-Apfel-Smoothie

Zutaten für 1 Smoothie:

- 200 g Himbeeren (gefroren oder frisch)
- 1 Apfel
- 1 Banane
- 1 Karotte
- kleines Stückchen Ingwer (1 cm)
- 1 Zitrone
- 100ml Wasser
- Zimt
- Kokosraspel

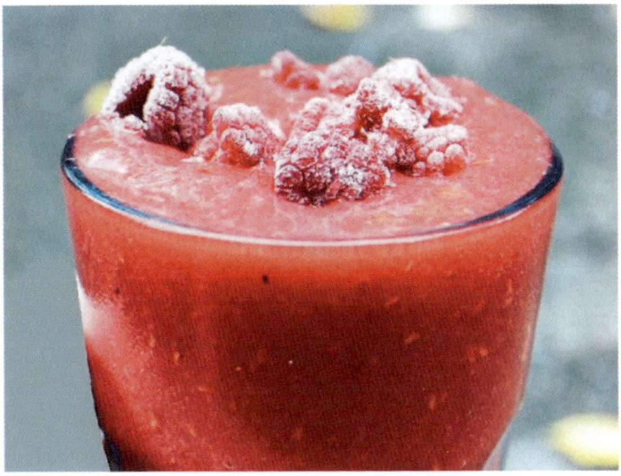

Zubereitung:

1. Zuerst die Himbeeren in einen Mixer geben.
2. Dann den Apfel, die Banane, die Karotte und das Stückchen Ingwer kleinschneiden und auch in den Mixer hinzugeben.
3. Jetzt noch das Wasser dazugeben und kurz durchmixen.
4. Danach einmal den Deckel abnehmen und noch etwas Zimt und Kokosstreusel drüberstreuen.
5. Zum Schluss nochmal kurz durchmixen und in einem Glas servieren.

Nährwerte pro Smoothie:

Zeit	Kalorien	Kohlenhydrate	Proteine	Fette
3 Min	243 kcal	50 g	5 g	1 g

2.9 Orange-Banane-Smoothie

Zutaten für 1 Smoothie:

- 1 Banane
- 225ml Wasser
- 1 Orange
- 5 Blätter Basilikum
- 3 Teelöffel Honig
- 30ml Zitronensaft

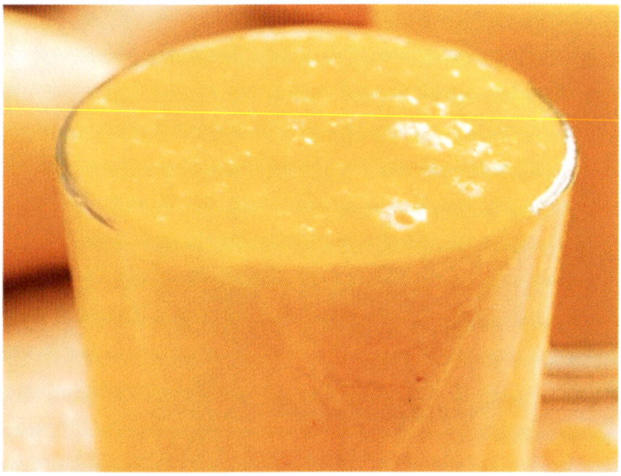

Zubereitung:

1. Zuerst die Banane und die Orange schälen und in einen Mixer geben.
2. Dann noch die restlichen Zutaten hinzugeben und einmal durchmixen.
3. Nun kann serviert werden.

Nährwerte pro Smoothie:

Zeit	Kalorien	Kohlenhydrate	Proteine	Fette
3 Min	171 kcal	42 g	3 g	1 g

2.10 Obst-Spinat-Smoothie mit Ingwer

Zutaten für 1 Smoothie:

- 150g frische Spinat-Blätter
- 1 Banane
- 1 Apfel
- 1 Zitrone
- 1 Stück Ingwer (1 cm)
- 100ml Wasser

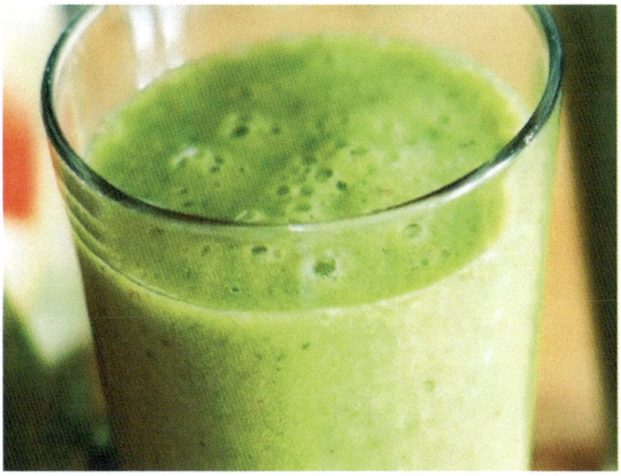

Zubereitung:

1. Den Apfel zuerst kleinschneiden und in einen Mixer geben.
2. Danach die Zitrone schälen, von den Kernen befreien und auch in den Mixer geben.
3. Als nächstes die Banane schälen und auch mit in den Mixer geben.
4. Zum Schluss noch das Stückchen Ingwer schälen und zusammen mit dem Wasser und dem Spinat in den Mixer geben.
5. Danach alles einmal durchmixen und dann servieren.

Nährwerte pro Smoothie:

Zeit	Kalorien	Kohlenhydrate	Proteine	Fette
3 Min	179 kcal	37 g	6 g	2 g

2.11 Kohlrabi-Spinat-Smoothie

Zutaten für 1 Smoothie:

- 80g Spinat-Blätter
- 100g Kohlrabi
- 80g Zuckerschoten
- 1 halbe Banane
- 1 Zitrone
- 250ml Wasser

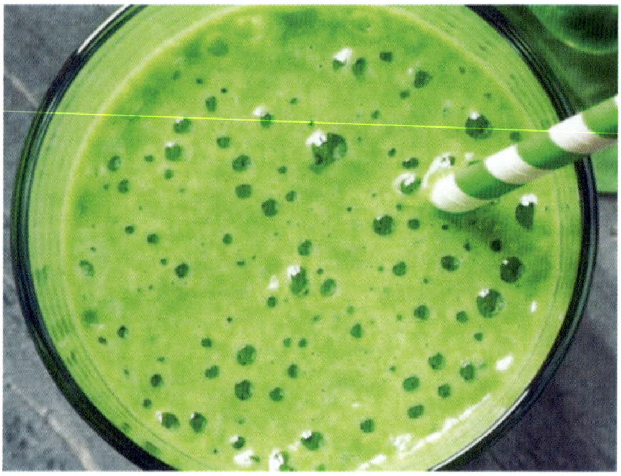

Zubereitung:

1. Alle Zutaten in den Mixer geben und dann einmal durchmixen.
2. Danach in einem Glas servieren.

Nährwerte pro Smoothie:

Zeit	Kalorien	Kohlenhydrate	Proteine	Fette
3 Min	124 kcal	24 g	7 g	1 g

2.12 Kirsch-Limette-Smoothie

Zutaten für 1 Smoothie:

- 1 kleine rote Bete
- 25 Sauerkirschen (ohne Stein)
- 1 halbe Banane
- 1 Limette
- 250ml Wasser
- 5 Eiswürfel

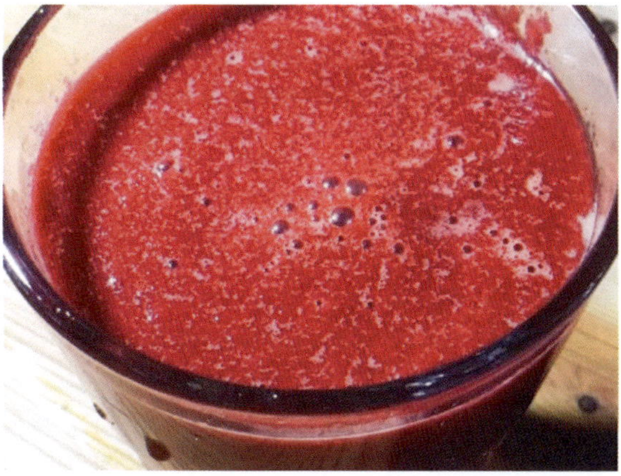

Zubereitung:

1. Die Zutaten, außer die Eiswürfel, in einen Mixer geben und durchmixen.
2. Danach den Mixer öffnen, die Eiswürfel auch dazugeben und nochmal kurz durchmixen.
3. Danach in einem Glas servieren.

Nährwerte pro Smoothie:

Zeit	Kalorien	Kohlenhydrate	Proteine	Fette
3 Min	178 kcal	33 g	3 g	1 g

2.13 Ananas-Himbeer-Smoothie

Zutaten für 1 Smoothie:

- 200g Himbeeren (frisch oder gefroren)
- 60ml Apfelsaft (naturtrüb)
- 60ml Buttermilch
- 40g Ananas (frisch oder aus Dose)
- 5 Eiswürfel
- 30g Artischocken

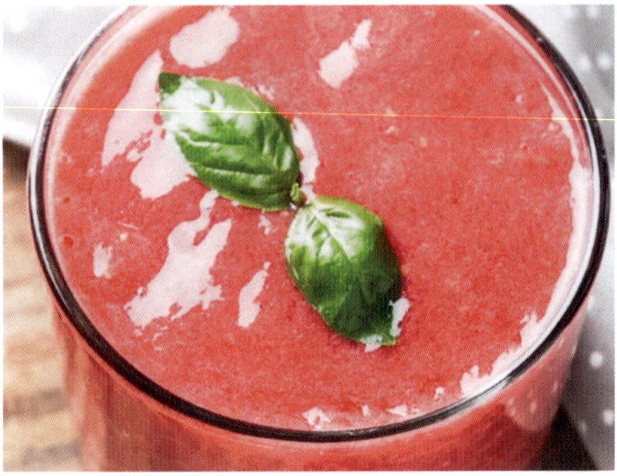

Zubereitung:

1. Die Zutaten, außer die Eiswürfel, in einen Mixer geben und durchmixen.
2. Danach den Mixer öffnen, die Eiswürfel auch dazugeben und nochmal kurz durchmixen.
3. Danach in einem Glas servieren

Nährwerte pro Smoothie:

Zeit	Kalorien	Kohlenhydrate	Proteine	Fette
3 Min	179 kcal	24 g	5 g	2 g

2.14 Mango-Banane-Smoothie

Zutaten für 1 Smoothie:

- 1 Mango
- 1 Banane
- 100g Spinatblätter
- Halben Teelöffel Kokosöl
- 125ml Apfelsaft
- 125ml Wasser

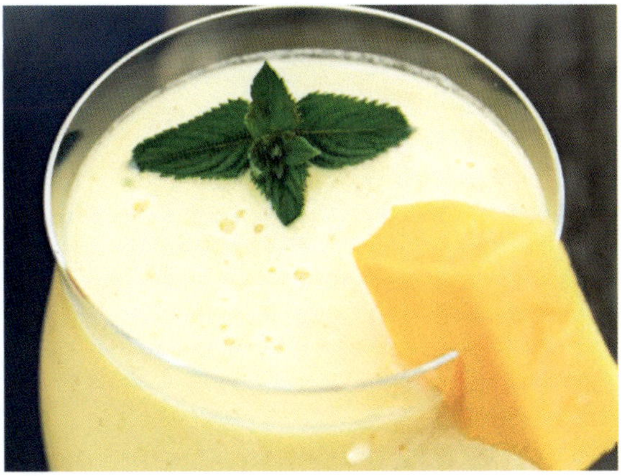

Zubereitung:

1. Mango und Banane schälen und die Mango noch vom Kern befreien.
2. Danach alle Zutaten in einen Mixer geben und durchmixen.
3. Danach in einem Glas servieren.

Nährwerte pro Smoothie:

Zeit	Kalorien	Kohlenhydrate	Proteine	Fette
3 Min	260 kcal	54 g	5 g	5 g

2.15 Feige-Brokkoli-Smoothie

Zutaten für 1 Smoothie:

- 150g Brokkoli
- 80g Blattsalat
- 120g Salatgurke
- Halber Apfel
- 1 Feige frisch
- 1 Kiwi
- Halbe Banane
- 250ml Wasser

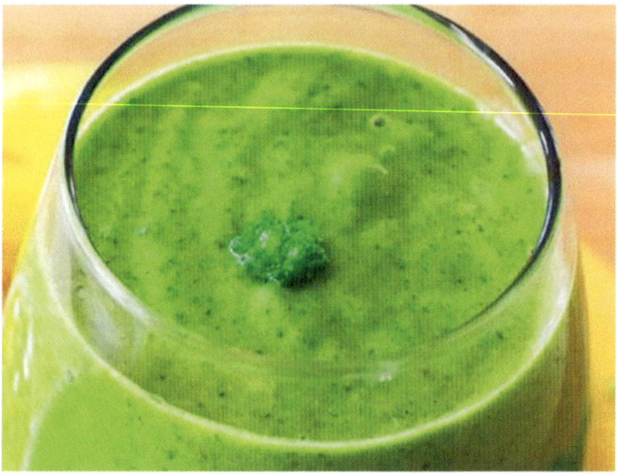

Zubereitung:

1. Zuerst den Brokkoli abwaschen, in kleine Stücke schneiden und dann in den Mixer geben.
2. Danach den Blattsalat und die Gurke abwaschen, kleinschneiden und auch in den Mixer hinzutun.
3. Als nächstes den Apfel vom Kerngehäuse befreien, kleinschneiden und auch zum Mixer hinzugeben.
4. Dann noch die Kiwi und die Banane schälen, kleinschneiden und dem Mixer beigeben.
5. Zum Schluss die Feige (geschält) und das Wasser dazugeben und dann einmal alles gut durchmixen.
6. Danach in einem Glas servieren.

Nährwerte pro Smoothie:

Zeit	Kalorien	Kohlenhydrate	Proteine	Fette
3 Min	235 kcal	51 g	8 g	2 g

2.16 Kokos-Ananas-Smoothie

Zutaten für 1 Smoothie:

- 100g Ananas (frisch)
- 200g Salatgurken
- 30g frische Minze
- 1 Bananen
- 75 ml Kokosmilch
- 100 ml kaltes Wasser
- 1 Esslöffel Kokosmus
- 1 Esslöffel Honig

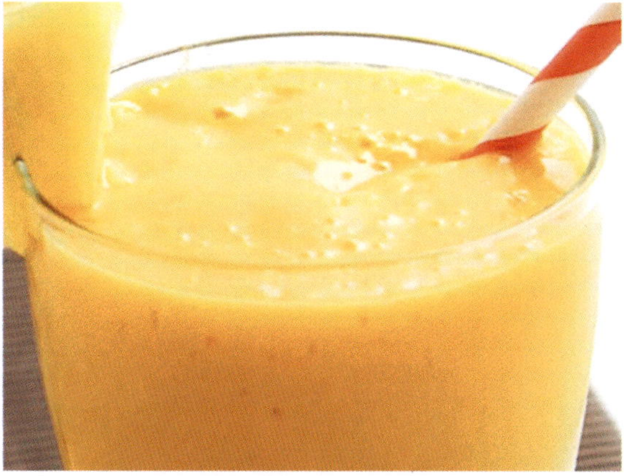

Zubereitung:

1. Zuerst die Ananas schälen und dann in grobe Stücke schneiden.
2. Dann die Salatgurken waschen, schälen und auch in Stücke schneiden.
3. Jetzt noch die Minze kleinhacken.
4. Dann die Banane schälen und auch in Stücke schneiden.
5. Als nächstes die Avocado schälen, entkernen und auch kleinschneiden.
6. Danach die Zutaten in einen Mixer hinzugeben und dazu noch die Kokosmilch, das Wasser, das Kokosmus und den Honig hinzutun.
7. Danach in einem Glas servieren.

Nährwerte pro Smoothie:

Zeit	Kalorien	Kohlenhydrate	Proteine	Fette
3 Min	343 kcal	56 g	5 g	11 g

2.17 Birne-Mango-Smoothie

Zutaten für 1 Smoothie:

- 150g frischer Spinat
- 1 Birne
- 1 Banane
- 1 Mango
- 50ml Wasser

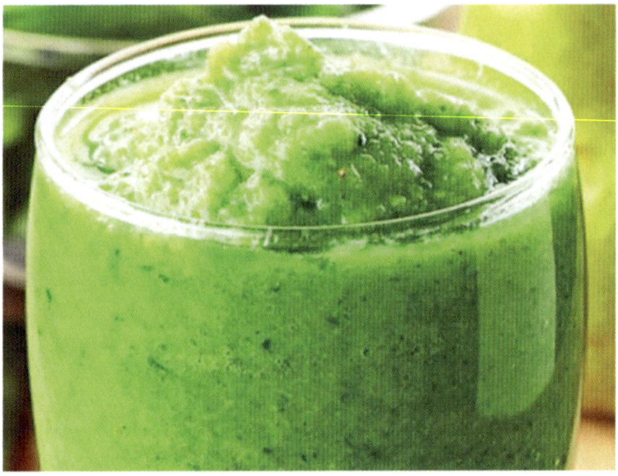

Zubereitung:

1. Zuerst die Banane und die Mango schälen, dann in Stücke schneiden und danach beides in den Mixer geben.
2. Dann die Birne wachsen, in Stücke schneiden und auch dem Mixer beigeben.
3. Jetzt noch den Spinat und das Wasser hinzugeben und alles zusammen durchmixen.
4. Danach in einem Glas servieren.

Nährwerte pro Smoothie:

Zeit	Kalorien	Kohlenhydrate	Proteine	Fette
3 Min	256 kcal	59 g	7 g	1 g

2.18 Banane-Kiwi-Smoothie

Zutaten für 1 Smoothie:

- 1 Banane
- 1 Kiwi
- 100g frischer Spinat
- 2 Esslöffel Soja-Joghurt
- 1 Teelöffel Mandelmus
- 1 Teelöffel Chiasamen
- 50ml Wasser

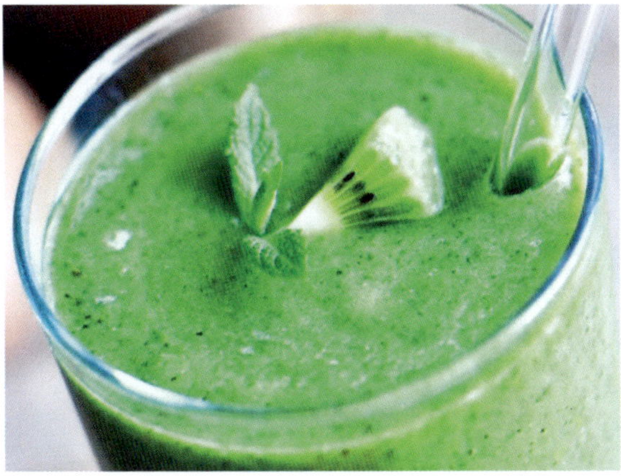

Zubereitung:

1. Zuerst die Banane und die Kiwi schälen, etwas kleiner schneiden und dann in den Mixer geben.
2. Danach den Spinat, den Soja-Joghurt, das Mandelmus, die Chiasamen und das Wasser hinzugeben.
3. Jetzt alles zusammen durchmixen und danach in einem Glas servieren.

Nährwerte pro Smoothie:

Zeit	Kalorien	Kohlenhydrate	Proteine	Fette
3 Min	295 kcal	35 g	10 g	11 g

2.19 Dattel-Banane-Smoothie

Zutaten für 1 Smoothie:

- 2 Bananen
- 1 Apfel
- 1 Birne
- 3 Datteln
- 50g Sellerie-Stange
- 400ml Wasser
- Prise Zimt
- 100g Mangold

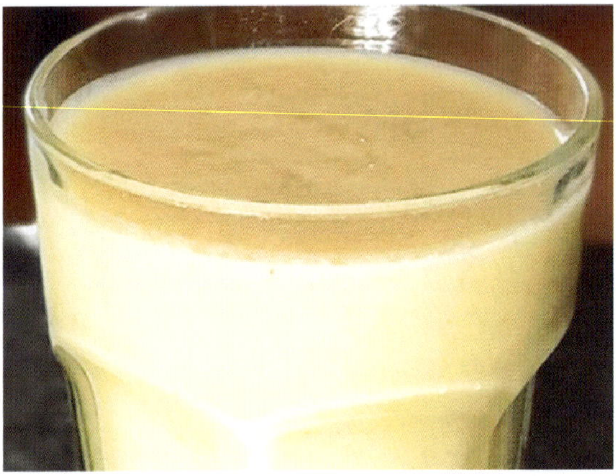

Zubereitung:

1. Zuerst die Bananen schälen, etwas kleinschneiden und dann in den Mixer geben.
2. Dann den Apfel und die Birne waschen, vom Inneren befreien und auch dem Mixer beigeben.
3. Jetzt den Sellerie wachsen, kleinschneiden und auch in den Mixer hinzutun.
4. Als nächstes noch etwas Zimt, die Datteln, das Mangold und das Wasser hinzugeben und alles durchmixen.
5. Danach in einem Glas servieren.

Nährwerte pro Smoothie:

Zeit	Kalorien	Kohlenhydrate	Proteine	Fette
403 Min	239 kcal	99 g	5 g	1 g

2.20 Himbeer-Orangen-Smoothie

Zutaten für 1 Smoothie:

- 300ml Orangensaft
- 150g Himbeeren
- 100g Kresse
- 2 Esslöffel Zitronensaft
- 1 Esslöffel Haferflocken
- 1 Esslöffel Agavendicksaft

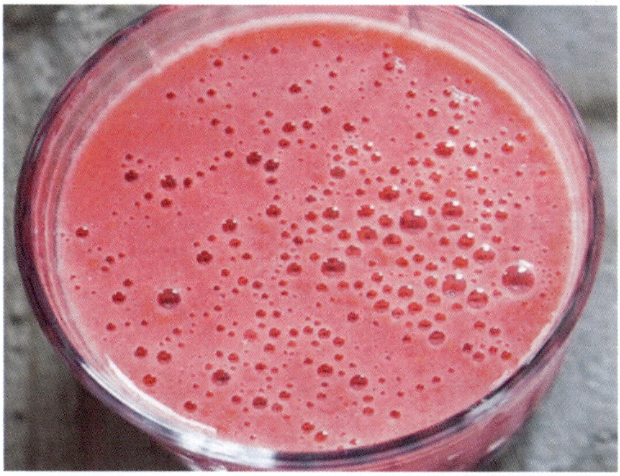

Zubereitung:

1. Alle Zutaten in den Mixer geben und dann einmal durchmixen.
2. Danach in einem Glas servieren.

Nährwerte pro Smoothie:

Zeit	Kalorien	Kohlenhydrate	Proteine	Fette
3 Min	239 kcal	50 g	3 g	5 g

3 Vorteile von Fitness-Shakes und Smoothies beim Muskelaufbau und der Fettverbrennung

Fitness-Shakes und Smoothies haben viele Vorteile und positive Auswirkungen auf den Körper und eigenen sich deshalb perfekt zur Ergänzung einer normalen Ernährung.

Zum einen sind in diesem Buch Eiweiß-Shakes und zum anderen sind hier auch Rezepte für Smoothies zu finden.

Vorteile Eiweiß-Shakes

Die Eiweiß-Shakes eigenen sich sehr gut für eine schnelle Eiweiß-Versorgung des Körpers, beispielsweise nach dem Training. Denn in der Zeit direkt nach dem Training ist der Körper besonders aufnahmebereit für das Eiweiß. Somit sollte man den Körper möglichst kurzfristig nach dem Training mit Eiweiß versorgen. Ungefähr in den ersten 60 Minuten ist der Körper besonders aufnahmebereit für das Eiweiß und kann schnellstmöglich die Eiweißbausteine für den Muskelaufbau verwenden.

Mit Eiweißshakes kann man also gewährleisten, dass die Muskulatur permanent und schnell mit Proteinen versorgt wird und somit durchgehend alles erhält, was nötig ist, damit der Muskel wächst.

Der Muskelaufbau fördert wiederum die Fettverbrennung und somit unterstützen Eiweiß-Shakes den Körper bei beidem.

Weitere Vorteile der Eiweiß-Shakes in diesem Buch sind die ausgewählten Zutaten, da diese sehr vielfältig sind und somit unter anderem auch viele Vitamine, Mineralstoffe, sekundäre Pflanzenstoffe und Spurenelemente enthalten. Dies trägt somit zur allgemeinen Gesundheit bei, macht den Körper leistungsfähig und dient als Prävention vor Krankheiten.

Vorteile Smoothies

Die Smoothies eignen sich sehr gut um den Körper mit Vitaminen, Mineralstoffen, Spurenelementen und sekundären Pflanzenstoffen zu versorgen. Genau wie bei den Eiweißshakes, jedoch sind die Smoothies was diese Stoffe angeht noch nährstoffreicher.

Für den Körper liegt der Vorteil in Smoothies darin, dass es für ihn viel einfacher ist, sich die Nährstoffe aus einem Smoothie zu ziehen, als selbst alles zu verdauen und dann erst die entsprechenden Nährstoffe zu verwenden.

Smoothies haben außerdem positive Auswirkungen auf den Fettstoffwechsel und die allgemeine Gesundheit, denn Smothies sind geballte Nährstoffbomben, welche die Stoffwechselprozesse im Körper günstig beeinflussen.

Beim Muskelaufbau spielt nicht nur das Eiweiß einen Rolle, sondern auch die komplette Gesundheit.

Ein gesunder Körper ist leistungsfähiger und kann deswegen auch mehr Muskeln aufbauen und besser Fett verbrennen. Deswegen sind auch die Smoothies die perfekte Ergänzung zur normalen Ernährung und zur Förderung von Muskelaufbau und Fettverbrennung.

Wer regelmäßig Smoothies trinkt wird deutliche, positive Veränderungen feststellen, was seine Leistungsfähigkeit, das allgemeine Wohlbefinden und die komplette Gesundheit angeht.

4 Überblick über alle Vitamine, Wirkung und ihr Vorkommen

Vitamine und ihre Wirkung

Menschen müssen auf konstanter & regelmäßiger Basis mit ausreichend Vitaminen versorgt werden, um gesund und leistungsfähig zu sein. Vitamine sind organische Verbindungen, welche vom Körper lediglich in geringfügigen Anteilen selbst produziert werden – der Rest muss über Nahrung bzw. Nahrungsergänzungsmittel zugeführt werden. Auf der Grundlage ihrer chemischen Eigenschaften teilt man Vitamine in zwei Kategorien ein:

Einerseits fettlösliche Vitamine (A, D, E, K) und andererseits wasserlösliche Vitamine (B, C). Damit der Vitaminbedarf gedeckt wird, empfiehlt es sich auf den Vitamingehalt in den Lebensmitteln zu achten. Ein entscheidender Faktor ist jedoch auch die richtige Zubereitung, wobei grundsätzlich gilt, dass gelagerte und konservierte Lebensmittel einen geringeren Vitamingehalt haben.

Ein Überblick der Vitamine – Funktion und Mangelerscheinung:

Vitamin A:

Dieses Vitamin ist insbesondere für seinen positiven Effekt auf das Sehvermögen bekannt. Ein gesundes Zellwachstum, sowie der Schutz der Haut, Stärkung des Immunsystems als auch der Aufbau von Knorpelgewebe sind weitere Auswirkungen von Vitamin A. Nahrungsmittel mit Vitamin A-Gehalt sind z.B. Eier, Käse, Milch, etc. Ein Mangel dieses Vitamins hat negative Konsequenzen, unter anderem Nachtblindheit und die Beeinträchtigung im Sehvermögen, Wachstumsverzögerungen und Knochenverdickungen. Im Gegensatz dazu bewirkt eine Überdosierung, dass Müdigkeit und trockene Haut als Folgewirkung eintreten. Seiner fettlöslichen Eigenschaft wegen, kann Vitamin A vom Körper nur gemeinsam mit Fett (z.B. Milch) aufgenommen werden.

Beta-Carotin (Provitamin A):

Beta-Carotin (oder auch Provitamin A genannt) ist die Vorstufe von Retinol (Vitamin A). Bei Bedarf kann der Körper daraus eigenständig Vitamin A synthetisieren. In roten, grünen und gelben Gemüse- u. Obstsorten, wie z.B. Paprika, Karotten, Blattgemüse oder aber auch diversen Kräutern ist das Provitamin A am häufigsten zu finden.

Vitamin B1 (Thiamin):

Das Vitamin B1 ist für den Zell- und Kohlenhydratstoffwechsel, die Übertragung von Nervenbefehlen und die Muskeln, die Bildung von Kollagen und den Abbau bestimmter Aminosäuren verantwortlich. Ein Mangel an Vitamin B1 zieht Müdigkeit, Appetitlosigkeit und Verdauungsstörungen nach sich. Zu viel dieses Vitamins führt unter anderen zu Hautrötungen. Gute Quellen für Vitamin B1 sind Vollkornprodukte, Hülsen-Früchte und Fleisch.

Vitamin B2 (Riboflavin):

Durch dieses Vitamin wird der Zell- u. Energiestoffwechsel des Körpers reguliert und der Arteriosklerose-Risikofaktor Homocystein deutlich minimiert. Vitamin B2 ist in tierischen Lebensmitteln (Fleisch, Eier etc.) zu finden, aber auch in Getreide und Blattgemüse. Bei Vitamin B2-Mangel sind die üblichen Folgen trockene Haut und Mundwinkel, gerötete Augen, Müdigkeit und im Extremfall Depressionen.

Vitamin B3 (Niacin):

Hier handelt es sich im Grunde genommen nicht wirklich um ein Vitamin - dennoch wird es mit in die B-Gruppe einbezogen. Es ist relevant für den Stoffwechsel, die Neurotransmitter-Bildung, Haut und Nerven und den Cholesterinspiegel. Vitamin B3-haltige Lebensmittel sind tierische Lebensmittel, Hülsenfrüchte, Getreide, Milch und Blattgemüse.

Vitamin B5 (Pantothensäure):

Neben der Förderung von Wundheilung ist Vitamin B5 an der Bildung von Blut, Cortison, Hormonen, Vitamin D und Q10 beteiligt. Es kann in Salben verwendet werden und schafft sogar Abhilfe bei Sonnenbrand. In Nahrungsmitteln, wie z.B. Hefe, Eigelb, Hülsenfrüchten und Vollkornprodukten findet man Vitamin B5 in großen Mengen. Zu große Mengen jedoch können Kopfschmerzen, Jucken und Übelkeit verursachen.

Vitamin B6 (Pyridoxin):

Das Hormon- und Nervensystem, als auch die Regulation des Blutzuckerspiegels, sind von diesem Vitamin abhängig. Der Energiestoffwechsel, ebenso wie der Protein- und Fettwechsel werden von Vitamin B6 beeinflusst. Des Weiteren entgiftet Vitamin B6 auch den Körper und ist für den Sauerstofftransport zuständig. Durchfall und Erbrechen können z.B. bei zu wenig Vitamin B6 im Körper als Folgeerscheinung eintreten. Dieses Vitamin ist beinahe in allen tierischen und pflanzlichen Lebensmitteln vorhanden.

Vitamin B9 (Folsäure):

Vitamin B9 gehört zu den Vitaminen der B-Gruppe. Blutbildung, das Entgiften von Homocystein bis zur Herstellung von Serotonin und Noradrenalin sind die Wirkungsbereiche dieses Vitamins. Bei Vitamin B9-Mangel treten folglich Schlafstörungen, Reizbarkeit, als auch Konzentrationsschwäche u. Infektionsanfälligkeit auf. Hier bieten sich deshalb viel Leber, Spinat, Salat, Eier, Spargel und Hülsenfrüchte an.

Vitamin B12 (Cobalamin):

Der Aminosäure-, Folsäure- und Fettstoffwechsel wird vom Vitamin B12 mitbestimmt. Wie auch das Vitamin B3, entgiftet dieses Vitamin den Körper von Homocystein. Ein Mangel an Vitamin B12 führt zu Blutarmut und Zellteilung im Knochenmark, so wie Depressionen, Blässe und brüchigen Nägeln. Das Besondere an diesem Vitamin ist die Fähigkeit des Körpers, dieses in Leber und Muskeln zu speichern und Reserven von bis zu drei Jahren zu bilden. Vitamin B12 findet man insbesondere in tierischen und fermentierten Lebensmitteln.

Vitamin C (Ascorbinsäure):

Eines der wichtigsten Vitamine ist das Vitamin C, denn es ist sehr bedeutend für ein effizientes Immunsystem. Im Gegensatz zu anderen Vitaminen wird dieses Vitamin vom Körper nicht gespeichert. Verantwortlich ist dieses Vitamin für die Herstellung von Hormonen und Neurotransmittern, die Förderung von Cholesterin-Abbau, das Erhöhen der Eisenaufnahme und den Eisenstoffwechsel. Schlechtere Wundheilung sowie Blutungen von Haut, Schleimhaut und inneren Organen können Folgen einer mangelhaften Vitamin C-Zufuhr sein. Gute Quellen für Vitamin C sind Obst, Gemüse, Kräuter und Kartoffeln.

Vitamin D (Calciferol):

Hier geht es eher um eine hormonelle Vorstufe, die im Muskel- und Fettgewebe gelagert wird. Es ist wichtig für gesunde Knochen und Zähne, reguliert das Verwerten von Kalzium-Phosphat, stützt das Zellwachstum und das Immunsystem. Ein Mangel führt zu Knochenabbau sowie Muskel- und Hörschwäche. Lachs, Hering, Leber und Eidotter sind ausgezeichnete Lebensmittelquellen, wenn es um Vitamin D geht.

Vitamin E (Tocopherol):

Beim Vitamin E handelt es sich eigentlich um einen Sammelbegriff, welcher 8 Vitamine umfasst, die gleichartige Funktionen erfüllen – die einzigen Unterschiede liegen in ihrer chemischen Struktur und Wirksamkeit. Positive Auswirkungen sind Entzündungshemmung und die Verbesserung der Ausdauer. Zu wenig Vitamin E verursacht ein höheres Krebsrisiko sowie Muskel- und Konzentrationsschwäche. Pflanzenöle, z.B. Sonnenblumenöl, aber auch Nüsse und Samen sind gute Vitamin E-Lieferanten.

Vitamin H (Biotin):

Seine positiven Wirkungen auf die Haare und die Haut sind das Markenzeichen dieses Vitamins. Die Senkung von Blutzucker und die Unterstützung des Nervensystems als auch des Knochenmarks sind weitere Wirkungseffekte dieses Vitamins. Zu wenig Vitamin H hat zur Folge: Haarausfall, Muskelschmerzen, Blutarmut, brüchige Nägel und einen gestörten Fettstoffwechsel. Leber, Eigelb, Hülsenfrüchte, Hefe, Nüsse und Milch sind einige der Nahrungsmittel, in denen Vitamin H vorhanden ist.

Vitamin K (Phyllochinon & Menachinon):

Hier geht es eigentlich um zwei Vitamine. Eines davon, das Vitamin K1, wird über die Nahrung zugeführt und das andere - das Vitamin K2 - wird im Darm hergestellt. Dieses Vitamin-Doppelpack verhindert Plaque-Bildung am Herzen, ist für den Stoffwechsel in den Knochen von großer Bedeutung sowie auch für die Blutgerinnung. Ein Mangel an Vitamin K kann zu Nasen- und Zahnfleischblutungen führen, ebenso auch zu Blutergüssen.

5 Was sind Kalorien und warum soll man diese berechnen?

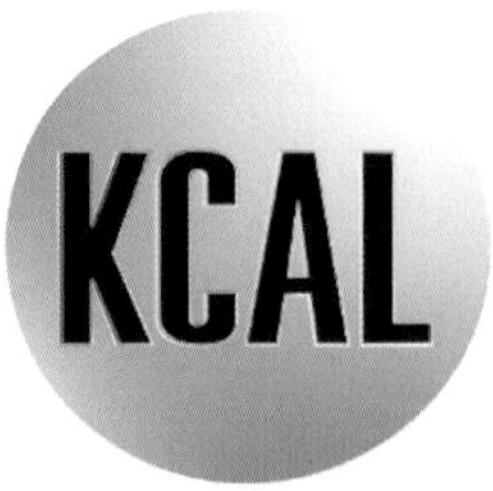

Was sind Kalorien? Ganz einfach erklärt sind Kalorien der Treibstoff für deinen Körper. Dein Körper muss extern Energie zugeführt bekommen, um leistungsfähig zu bleiben. Diese Energie bekommst du aus der täglichen Nahrung.

Jedes Lebensmittel hat einen bestimmten Brennwert – die sogenannten Kalorien. Je mehr Kalorien ein Lebensmittel hat, desto mehr Energie liefert das Lebensmittel. Umso mehr Energie das Lebensmittel liefert, desto mehr muss dein Köper von dieser Energie verbrennen, da sonst überschüssige Energie in Fett umgewandelt wird. Dein Körper verbrennt im Prinzip permanent Energie.

Je intensiver du dich bewegst – also viel Sport und viel Arbeit – umso mehr verbrennt dein Körper. Je nachdem, ob du **abnehmen** oder **zunehmen** möchtest, musst du deinem Körper eine bestimmte Menge an Kalorien zuführen.

Wenn du abnehmen möchtest (Fettverbrennung)

Beim Abnehmen ist es so, dass du mehr Energie verbrennen musst, als du in Form von Kalorien zu dir genommen hast. Erst dann geht dein Körper vernünftig an deine Fettreserven! Dabei musst du allerdings beachten, dass du genug Eiweiß isst und dein Krafttraining passt. Das ist natürlich die Voraussetzung dafür. Schließlich soll deine Muskulatur ja erhalten bleiben, nur dein Fettgehalt soll geringer werden. Die Muskulatur sorgt nämlich auch für einen höheren Kalorien-Verbrauch und kann somit als ein „Fettverbrenner“ angesehen werden.

Wenn man vom Abnehmen spricht, dann kann man durch 3 Dinge abnehmen:

1. Wasserverlust im Körper
2. Muskelverlust am Körper
3. Fettverlust am Körper

Deswegen ist nicht jeder Gewichtsverlust sinnvoll bzw. das, was man eigentlich will. Viele senken zwar ihr Körpergewicht, aber nicht ihren Körperfettanteil. Sie verlieren dann Wasser oder noch schlimmer, einfach nur Muskulatur.

Das passiert, wenn man sich falsch ernährt und kein Muskelaufbau-Training dabei betreibt. Deswegen ist es nicht effektiv, wenn man versucht, nur mit der Ernährung abzunehmen, denn das bringt keinen dauerhaften Erfolg. Man MUSS eine entsprechende Ernährung mit einem entsprechenden Training kombinieren, wenn man dauerhaft Körper-Fett verbrennen will. Alles andere ist Zeitverschwendung!

Das heißt im Umkehrschluss, dass du folgende drei Dinge beachten musst, wenn du deinen Körperfettanteil senken willst:

1. Genügend Eiweiß essen (ca. 2 – 3g Eiweiß pro Kg Körpergewicht)
2. Regelmäßiges Krafttraining/Fitnesstraining
3. Weniger Kalorien zu dir nehmen, als du verbrennst (ca. 300 - 500 Kcal im Defizit)

Wenn du diese 3 Punkte beachtest, dann wirst du dein Körperfettanteil reduzieren können! Das funktioniert bei jedem Menschen zu 100%! Es ist dann UNMÖGLICH, kein Fett zu verlieren!

Der 1. Punkt - genügend Eiweiß - sorgt dafür, dass deine Muskulatur mit Eiweiß versorgt wird und somit erhalten bleibt oder wächst. Ohne genügend Eiweiß wird deine Muskulatur nicht wachsen können - egal, ob du das perfekte Trainingsprogramm absolvierst. Ohne genügend Eiweiß hat dein Körper keine Möglichkeit, Muskelmasse aufzubauen.

Der 2. Punkt - dass regelmäßige Training - sorgt dafür, dass deine Muskulatur einen Wachstumsreiz erhält und dann erst überhaupt wächst. Umso mehr Muskelmasse du hast, desto mehr Körperfett verbrennst du. Deswegen ist es natürlich wichtig, zu trainieren. Das Training muss natürlich auch mit einer gewissen Intensität ausgeführt werden, damit es überhaupt effektiv ist.

Und der 3. Punkt - weniger Kalorien - sorgt natürlich dafür, dass dein Körper an die Fettreserven geht. Er nutzt dann das Körperfett, um Energie daraus zu gewinnen, denn dein Körper will seinen täglichen Energiebedarf decken. Da du ja dann zu wenige Kalorien zu dir nimmst und somit eigentlich zu wenig Energie für deinen Körper bereitstellst, holt sich dein Körper die Energie aus deinem Körperfett. So einfach verbrennst du dann dein Körperfett.

Wenn du also Fett verlieren möchtest, solltest du dich bei ca. 500 Kalorien im Defizit befinden. Bei Frauen kann man mit etwas weniger rechnen, da eine Frau etwas weniger wiegt - nämlich ca. 300 - 400 Kalorien im Defizit. Das ist wirklich kein großes Geheimnis und für jeden sehr einfach praktizierbar. Beachte die oben genannten drei Punkte und du wirst definitiv dein Körperfett reduzieren. Wie du deine Kalorien berechnen kannst, erfährst du im nächsten Kapitel.

Wenn du zunehmen möchtest (Muskelaufbau)

Wenn du zunehmen möchtest, dann musst du mehr Kalorien verzehren, als dein Körper verbrennt. Aber einfach nur mehr Kalorien essen bringt nicht das gewünschte Ergebnis des Muskelaufbaus.

Wenn man vom Zunehmen spricht, kann man durch 3 Dinge zunehmen:

1. Wassergehalt im Körper steigt
2. Körperfettanteil steigt
3. Muskelmasse am Körper nimmt zu

Die ersten beiden Punkte sind natürlich nicht das Ziel. Man möchte die Muskulatur aufbauen. Deswegen muss man auch hier genügend Eiweiß zu sich nehmen und das Kraft- bzw. Fitnesstraining muss entsprechend gestaltet werden.

Folgende drei Dinge musst du also beachten, wenn du Muskeln aufbauen willst:

1. Genügend Eiweiß essen (ca. 2 – 3g Eiweiß pro Kg Körpergewicht)
2. Regelmäßiges Krafttraining/Fitnesstraining
3. Mehr Kalorien zu dir nehmen, als du verbrennst (ca. 300 - 500 Kcal im Überschuss)

Allerdings ist es so, dass man beim Muskelaufbau mit dem Kalorienüberschuss nicht übertreiben sollte, denn sonst steigt dein Körperfettanteil zu stark an. Ein Überschuss von ca. 500 Kalorien ist ausreichend. Bei einer Frau sollte das auch wieder etwas weniger sein. Hier sind ca. 300 - 400 Kalorien genügend.

Das sind lediglich Richtwerte. Wenn du mal einen Tag etwas mehr oder weniger isst, dann ist das kein Genickbruch.

Deinen Eiweißbedarf musst du aber täglich decken und nicht nur ein- oder zweimal die Woche. Das bedeutet, dass du wirklich jeden Tag genug essen musst, wenn du Muskeln aufbauen willst.

Erfahrungsgemäß weiß ich (aus der Praxis als Sport- und Fitnesskaufmann), dass die meisten, die Muskeln aufbauen wollen, eben nicht genug essen. Drei mittelmäßig große Portionen am Tag sind definitiv nicht genug!

Beim Muskelaufbau oder Bodybuilding - wenn man zunehmen möchte - muss man über sein Hungergefühl hinaus essen. Also grob gesagt, 4 – 5 große Portionen, welche richtig satt machen. Genau kannst du das mit einer Kalorienzähler-App bestimmen.

Das regelmäßige Kraft- und Fitnesstraining ist eigentlich selbstverständlich. Es muss natürlich auch anstrengend und an dein Leistungsniveau angepasst sein, sonst werden die Muskeln trotzdem nicht wachsen.

6 Wie berechnet man die Kalorien richtig?

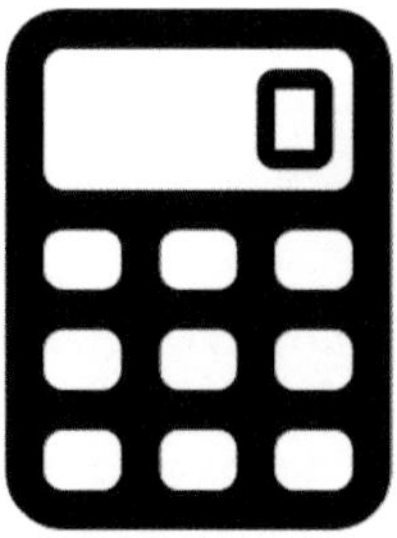

Vorab schon mal, die Berechnung ist etwas kompliziert und auch etwas aufwendig. Heutzutage gibt es kostenlose Apps, mit denen man supereinfach seinen Kalorienbedarf berechnen kann, ohne sich selbst mit der Formel für den Kalorienbedarf zu beschäftigen.

Zwei gute und kostenlose Apps wären da einmal „FatSecret“ oder „MyFitnessPal“. Ich persönlich benutze MyFitnessPal.

Trotz dessen habe ich die komplette Formel zur Berechnung hier einmal aufgeführt, damit man auch selbst weiß, wie die Berechnung funktioniert. Dies ist jedem selbst überlassen, ob man sich mit der Berechnung auseinandersetzten möchte. Aber ich möchte dir in diesem Kapitel auch eine Anleitung geben, wie du deine Ernährung durch die Berechnung der Kalorien steuern kannst, so dass du Muskeln aufbaust und viel Fett verbrennst. Deswegen solltest du dich mit diesem Kapitel unbedingt beschäftigen!

Hier erst einmal eine Erklärung zur Berechnung

Jeder Mensch hat einen individuellen Kalorienbedarf, der sich aus dem Grundumsatz und aus dem Arbeitsumsatz zusammensetzt. Der Grundumsatz bezieht sich rein auf den menschlichen Körper - das heißt Größe, Gewicht, Alter und Geschlecht. Der Grundumsatz gibt an, wie viele Kalorien du benötigst, um die Funktionsfähigkeit deines Körpers bei völliger Ruhe zu erhalten. Der Arbeitsumsatz hängt von anderen Faktoren ab. Der Arbeitsumsatz umfasst also deine benötigte Energiemenge (Kalorienmenge), bezogen auf deine körperliche Aktivität, die Umgebungstemperatur und deinen Trainingszustand, sowie Stillzeit oder Schwangerschaft. Da einige Faktoren immer etwas variieren, wird hier deutlich, dass die Berechnung der Kalorien niemals ein exakter Wert ist, sondern lediglich eine Orientierung darstellen soll.

Beispieldaten zu Berechnung der Kalorien:

- Max Mustermann
- 80 kg
- 20 Jahre
- 180 cm
- Büro-Tätigkeit
- mäßiger Sport / leichte Bewegung in der Freizeit

Gleich nachfolgend die entsprechenden Formeln…

!!!Kleiner Tipp schon mal am Rande… Bitte auf Punkt- vor Strichrechnung achten. Also erst die Werte in den Klammern berechnen und dann addieren und subtrahieren!!!

Die vorgegebenen Werte sind Zahlen, welche immer genauso benutzt werden! Nur das Gewicht, die Größe und das Alter müssen je Person individuell eingesetzt werden.

Formel für Männer

66,47 + (13,7 x **Körpergewicht in kg**) + (5 x **Körpergröße in cm**) – (6,8 x **Alter**)

= Grundumsatz

Formel für Frauen

655 + (9,6 x **Körpergewicht in kg**) + (1,8 x **Körpergröße in cm**) – (4,7 x **Alter**) = Grundumsatz

Daten eingesetzt für Max Mustermann:

66,47 + (13,7 x **80**) + (5 x **180**) – (6,8 x **20**)

66,47 + **1.096** + **900** – **136** = 1926,47 (kcal Grundumsatz)

Damit hätte man den Grundumsatz berechnet.

Dies reicht ja noch nicht aus, da man sich auch bewegt. Deswegen muss jetzt daraus der Arbeitsumsatz berechnet werden. Den **Arbeitsumsatz** kann man mit unterschiedlichen Formeln berechnen. Eine zuverlässige Methode ist es, den **Grundumsatz** mit dem sogenannten **PAL-Faktor** (Physical-Activity-Level) zu multiplizieren.

Hier nachfolgend einmal eine Tabelle mit den entsprechenden **PAL-Faktoren.** Jetzt nimmt man aus der Tabelle für sich den entsprechenden Wert heraus und multipliziert diesen mit dem Grundumsatz.

Tätigkeiten	PAL-Faktor
Schlafen	0,95
Nur sitzen oder liegen	1,2
Ausschließlich sitzende Tätigkeit mit wenig oder keiner körperlichen Aktivität in der Freizeit oder z.B. Büroarbeit	1,4 bis 1,5
Sitzende Tätigkeit mit zeitweilig gehender oder stehender Tätigkeit, z.B. Studierende, Fließbandarbeiter, Kraftfahrer	1,6 bis 1,7
Überwiegend gehende oder stehende Tätigkeit, z.B. Verkäufer, Kellner, Handwerker, Mechaniker, Hausfrauen	1,8 bis 1,9
Körperlich anstrengende berufliche Arbeit	2,0 bis 2,4

Wer es ganz genau haben möchte, der kann seinen Tag in 3 Phasen unterteilen. Wir gehen mal in diesem Fall davon aus, dass in jeder Phase 8 von 24 Stunden verbracht wurden:

- Schlaf **(8/24) =** Grundumsatz x Tätigkeit x **8/24**

+

- Freizeit **(8/24) =** Grundumsatz x Tätigkeit x **8/24**

+

- Arbeit **(8/24)** = Grundumsatz x Tätigkeit x **8/24**

Wir rechnen mit unserem Beispiel weiter (Multiplikation mit PAL-Faktor)…

- Schlaf **(8/24) =** 1926,47 x 0,95 x **8/24 = 610,05**
  +
- Freizeit **(8/24) =** 1926,47 x 1,6 x **8/24 = 1027,45**
  +
- Arbeit **(8/24)** = 1926,47 x 1,5 x **8/24 = 963,24**

Alle Phasen vom Tag zusammenrechnen = Tagesbedarf Kalorien = 2600,74 kcal

Damit haben wir unseren Kalorienbedarf errechnet und wissen somit, wieviel Kalorien wir zu uns nehmen müssen. Die errechneten Kalorien sind jetzt die Kalorien-Menge, die wir benötigen, um unser Körpergewicht zu halten.

Wenn du also abnehmen (Fett verbrennen) möchtest, dann musst du weniger Kalorien essen, aber trotzdem genügend Eiweiß.

Wenn du aber zunehmen (Muskeln aufbauen) möchtest, dann musst du mehr Kalorien essen und natürlich auch hier genügend Eiweiß zu dir nehmen.

Zusätzlich musst du aber noch deinen Kalorien-Verbrauch beim Fitness-Training berechnen und dazu-addieren!

Das machst du anhand der „Metabolischen Äquivalents"…

Kalorienverbrauch beim Training – das Metabolische Äquivalent

Jeder Mensch hat ja einen bestimmten Tagesbedarf an Kalorien. Jedoch wird dieser Bedarf erhöht, wenn wir uns körperlich in irgendeiner Form betätigen. Somit muss in den täglichen Bedarf auch jede sportliche Aktivität eingerechnet werden, da sonst ein Defizit entstehen würde.

Wie hoch der Verbrauch ausfällt bei einem Fitness-Training oder einer anderen Sportart, ist hauptsächlich von der Dauer, der Intensität und der Sportart selbst abhängig.

Damit man in diesem Sinne den Kalorienverbrauch je Sportart vergleichbar machen kann, wird hierzu das Metabolische Äquivalent genutzt (MET).

Dabei entspricht 1 MET dem Verbrauch von 1 kcal pro kg Körpergewicht pro Stunde.
(1 MET ist mit dem Ruhezustand des Körpers gleichzusetzen, also bei Bewegungslosigkeit.)

Des Weiteren wird dazu entsprechend eine Tabelle benötigt, aus welcher das MET für einzelne Sportarten abgelesen werden kann.

Tabelle Metabolisches Äquivalent:

Sportart	MET (Metabolische Äquivalent)
Aerobic	6
Badminton	6
Basketball	6
Billard	3
Bodybuilding	8
Bowling	3
Fußball	7
Golf	5
Handball	8
Klettern	8
Laufen 10 km/h	10
Laufen 12 km/h	12
Laufen 8 km/h	8
Nordic-Walking 4 Km/h	4
Nordic-Walking 6 Km/h	6
Radfahren 15 km/h	6
Radfahren 25 km/h	10
Skifahren	6
Snowboarden	6
Squash	12
Tanzen	5
Tennis	8
Tischtennis	4
Volleyball	3
Wandern mit Rucksack (5Kg)	7

Darauf basierend die Formel für den Kalorienverbrauch beim Sport:

Kalorienverbrauch beim Training allgemein

= (Körpergewicht) x (Dauer der Sportart in Stunden) x (MET Sportart)

Hier einmal ein Rechenbeispiel:

- Person: Max Mustermann
- Gewicht: 85 kg
- Trainingszeit: 1,5 Stunden
- Sportart: Bodybuilding (MET aus Tabelle ablesen = 8)

Kalorienverbrauch für Max Mustermann beim Bodybuilding

= 85 kg x 1,5 Stunden x 8 MET = 1020 kcal

So kannst du auch für dich den entsprechenden Verbrauch an Kalorien ermitteln.

Einfach dein Körpergewicht, die jeweilige MET der Sportart und die Trainingszeit eingeben und dann erhältst du deinen Kalorienverbrauch, welchen du zu deinem restlichen Tagesbedarf an Kalorien hinzurechnen musst.

Wenn ich selbst beispielsweise eine Runde Joggen gehe, dann laufe ich bis zu 1,5 Stunden am Stück und verbrauche damit ungefähr 1.200 Kalorien. Das sind dann ungefähr 2 Döner, die ich damit verbrenne. Wenn ich das also nicht eintragen würde, dann würde ich diese Kalorien nicht essen und somit würden mir sehr viele Nährstoffe fehlen, um Muskeln aufzubauen.

Du musst das natürlich alles an dich anpassen. Aber mach das auf jeden Fall, das wird dir sehr viel helfen, was deine Ernährung angeht. Probiere es wenigstens mal 1 Woche aus! Und dann kannst du immer noch entscheiden, ob dir das etwas bringt oder nicht.

Praktische Anwendung der Kalorien-Zähler-App

Also, hast du dir gerade die App runtergeladen, die ich empfohlen habe?

Nein? Warum nicht?

Diese ist kostenlos und damit kannst du deine Ernährung perfekt steuern! Du willst doch Fett verbrennen und Muskeln aufbauen, oder nicht?

Deswegen, der 1. Schritt ist, lade dir die App „MyFitnessPal“ runter! Einfach in den App-Store gehen, dann „MyFitness-Pal“ eingeben und installieren und zwar jetzt! (Alternative nach „MyFitnessPal“ googeln und am PC oder Tablet nutzen, das geht auch.)

Ich warte hier solange….

So, jetzt hast du die App. Die App ist eigentlich ziemlich selbsterklärend und die Bedienung davon ist sehr einfach. Als erstes solltest du deine Daten dort eingeben, also sowas wie dein Gewicht, dein Alter, deine Aktivität etc. und dann arbeite dich da etwas rein und nutze diese jeden Tag. Du kannst dort jetzt täglich und bei JEDER Mahlzeit und bei JEDEM Getränk genau eintragen, was du verzehrt hast und auch wie viel davon. Das ist nämlich sehr wichtig, wenn du Probleme damit hast, Muskeln aufzubauen und/oder Fett zu verbrennen. Mit dieser Selbst-Kontrolle wirst du genau sehen, ob du die entsprechenden Nährstoffe in der passenden Menge zu dir genommen hast. Das ist in den ersten Tagen vielleicht etwas aufwendig, aber nach kurzer Zeit gewöhnst du dich daran und wirst es automatisch machen, so dass du keinen wirklich großen Zusatzaufwand hast. Zudem bekommst du durch so eine Selbst-Kontrolle ein Gefühl dafür, was du alles isst und wie die einzelnen Nährstoffe in den Lebensmitteln verteilt sind. Du brauchst allerdings zusätzlich eine Küchenwaage, da du die genaue Gramm-Zahl des jeweiligen Lebensmittels oder Getränks angeben musst.

Hier mal eine Empfehlung von mir für eine Küchenwaage:

www.tinyurl.com/kuechenwaage-digital

Oder einfach selbst bei Amazon nach einer geeigneten Waage schauen, falls du keine Küchenwaage Zuhause hast.

Die Mahlzeiten, die du in der Arbeit oder anderswo verzehrst, musst du dann ungefähr eintragen. Du bekommst, wie gesagt, ein Gefühl für die Mengen bzw. das Gewicht nach einer gewissen Zeit. Ansonsten kannst du in der App auch angeben, ob du abnehmen, zunehmen oder dein Gewicht halten willst. Zusätzlich hast du dort die Möglichkeit für die einzelnen Tage anzugeben, ob du Sport gemacht hast, denn dadurch steigt dein Kalorienverbrauch an. Dort musst du dir deine Sporteinheiten selbst gestalten. Du kannst allerdings diese Sporteinheiten einfach voreinstellen (mit den entsprechend verbrannten Kalorien), so dass du diese einfach nur kurz auswählst und diese dann automatisch in die Berechnung deiner Kalorien mit einfließen.

Was solltest du tun, wenn du dein Fitness-Ziel trotz App nicht erreichst?

Wenn du deine Kalorien mit der App jeden Tag berechnest und dein Ziel nicht näher kommt, dann musst du die Kalorien etwas anpassen - ganz einfach!

Wenn du zunehmen möchtest und dein Waage nach einer Woche immer noch dasselbe anzeigt, dann erhöhe deinen Kalorien-Bedarf bzw. deine -Zufuhr in der App nochmal um zusätzliche 200 Kalorien. Wenn du dann immer noch nicht zunimmst, dann erhöhst du nochmal um 200 Kalorien, bis du zunimmst usw.

Beim Abnehmen genau dasselbe Spiel. Wenn du keine Erfolge siehst, dann musst du nochmal die Kalorien um 200 senken. Falls das nichts bringt, nochmal um 200 Kalorien runterfahren usw. Aber behalte immer dein Eiweiß im Auge. Dieses sollte nicht unter 2g je Kilogramm Körpergewicht gehen. Die Kalorien solltest du beim Abnehmen hauptsächlich von den Kohlenhydraten abziehen und beim Zunehmen hauptsächlich durch Eiweiß zuführen.

Fette (die gesunden Fette) sind auch wichtig, vor allem auch für die Hormonbildung, und deswegen ist hier nicht so ein großer Spielraum, um diese anzupassen.

So, wenn du das befolgst, was hier steht, dann ist es nur eine Frage der Zeit, bis du das erreichst, was du möchtest! Du musst natürlich etwas Geduld mitbringen. Nach einem Tag wird sich dein Körper nicht verändern. Aber nach ein oder zwei Wochen wirst du die ersten Erfolge schon sehen und merken. Deswegen setze wirklich alles um, so wie ich es hier beschrieben habe.

Du wirst deine Ziele dann zu 100% erreichen!

Schluss

Vielen Dank, dass du mein Buch gelesen hast!

Ich hoffe, dass ich dir bei deiner Ernährung damit helfen konnte. Falls du weitere Fitness-Tipps brauchst, dann kannst du auch gerne meine Webseite besuchen!

www.gym-coaching.de

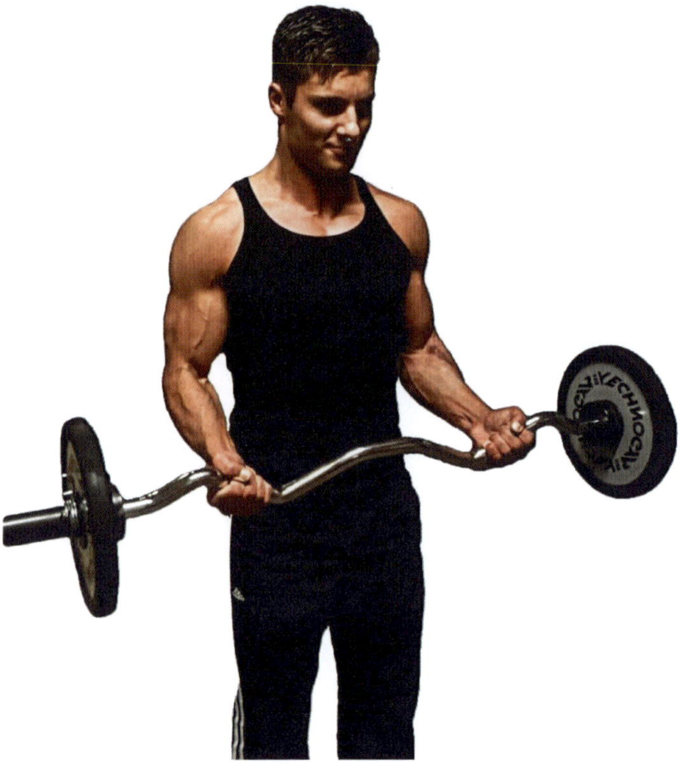

Damian Polasik

Sport- und Fitnesskaufmann

Printed in Poland
by Amazon Fulfillment
Poland Sp. z o.o., Wrocław

88627818R00042